Achim Hollenbach

Der nationale Expertenstandard zum Schmerzmanagement in der Pflege

Achim Hollenbach

Der nationale Expertenstandard zum Schmerzmanagement in der Pflege

Eine Evaluationsstudie aus der Sicht examinierter Pflegefachkräfte in der stationären Altenhilfe

Südwestdeutscher Verlag für Hochschulschriften

Impressum / Imprint
Bibliografische Information der Deutschen Nationalbibliothek: Die Deutsche Nationalbibliothek verzeichnet diese Publikation in der Deutschen Nationalbibliografie; detaillierte bibliografische Daten sind im Internet über http://dnb.d-nb.de abrufbar.
Alle in diesem Buch genannten Marken und Produktnamen unterliegen warenzeichen-, marken- oder patentrechtlichem Schutz bzw. sind Warenzeichen oder eingetragene Warenzeichen der jeweiligen Inhaber. Die Wiedergabe von Marken, Produktnamen, Gebrauchsnamen, Handelsnamen, Warenbezeichnungen u.s.w. in diesem Werk berechtigt auch ohne besondere Kennzeichnung nicht zu der Annahme, dass solche Namen im Sinne der Warenzeichen- und Markenschutzgesetzgebung als frei zu betrachten wären und daher von jedermann benutzt werden dürften.

Bibliographic information published by the Deutsche Nationalbibliothek: The Deutsche Nationalbibliothek lists this publication in the Deutsche Nationalbibliografie; detailed bibliographic data are available in the Internet at http://dnb.d-nb.de.
Any brand names and product names mentioned in this book are subject to trademark, brand or patent protection and are trademarks or registered trademarks of their respective holders. The use of brand names, product names, common names, trade names, product descriptions etc. even without a particular marking in this works is in no way to be construed to mean that such names may be regarded as unrestricted in respect of trademark and brand protection legislation and could thus be used by anyone.

Coverbild / Cover image: www.ingimage.com

Verlag / Publisher:
Südwestdeutscher Verlag für Hochschulschriften
ist ein Imprint der / is a trademark of
OmniScriptum GmbH & Co. KG
Heinrich-Böcking-Str. 6-8, 66121 Saarbrücken, Deutschland / Germany
Email: info@svh-verlag.de

Herstellung: siehe letzte Seite /
Printed at: see last page
ISBN: 978-3-8381-3782-7

Zugl. / Approved by: Hall in Tirol,UMIT, Diss.,2012

Copyright © 2014 OmniScriptum GmbH & Co. KG
Alle Rechte vorbehalten. / All rights reserved. Saarbrücken 2014

Danke

Mein besonderer Dank gebührt in erster Linie meiner lieben Frau Alexandra, die mich in den vergangenen Jahren in der Erstellung dieser Studie stets geduldig unterstützt und motiviert hat. Ihr ist diese Forschungsarbeit von Herzen gewidmet. Mein Dank gilt der Altenhilfe Deutschland der Stiftung Liebenau, den beiden Geschäftsführern Frau Stefanie Locher und Herrn Gerhard Schiele für die stetige Unterstützung und Förderung. Ohne diese Unterstützung wäre die Erstellung dieser Arbeit nicht möglich gewesen. Ich danke der Baden-Württembergischen Krankenhausgesellschaft (BWKG) für die Unterstützung. Einen besonders herzlichen Dank an meine Betreuerin Frau a.o. Univ. Prof. Mag. Dr. phil. Elfriede Fritz, die mich über die vergangenen Jahre in der Planung und Erstellung dieser Arbeit begleitet hat und stets neue und gute Impulse gesetzt hat. Danke gleichermaßen an Frau Prof. Mag. Dr. phil. Christa Them für die Hilfe und Begleitung zu den qualitativen Bestandteilen dieser Arbeit. Herzlichen Dank an Herrn Prof. Dr. Wolfgang Wasel, Frau Alexandra Vogt und Frau Weber-Fiori von der Hochschule Ravensburg für die Bereitstellung und Beratung im Statistikprogramm SPSS sowie zu statistischen Auswertungsverfahren. Einen herzlichen Dank an Frau Anne Oschwald und Frau Vera Ruppert, die das Lektorat dieser Arbeit übernommen haben. Nicht zuletzt danke ich allen beteiligten Einrichtungen und allen beteiligten Pflegefachkräften und Pflegedienstleitungen. Ohne ihre Bereitschaft zur Teilnahme und ohne ihr Engagement wäre diese Arbeit in dieser Form nicht zustande gekommen.

Abstract

Hintergrund: Seit der ersten Veröffentlichung nationaler Expertenstandards im Jahre 2001 haben diese in der deutschen Pflegepraxis zunehmend an Bedeutung gewonnen. Bis heute liegen sieben Expertenstandards für die deutsche Pflegepraxis vor, dazu gehört der Expertenstandard zum pflegerischen Schmerzmanagement. Die Implementierung dieser wissenschaftlich begründeten Instrumente stellt die Praxiseinrichtungen vor große Herausforderungen. Insbesondere die Pflegefachkräfte mit einer dreijährigen Grundausbildung sind aufgefordert sich diesen inhaltlichen Anforderungen zu stellen. Die Sichtweisen dieser Fachkräfte zum Mehrwert und zum Nutzen des Expertenstandards für die Praxis sind in der Pflegewissenschaft noch unzureichend erfasst.

Ziel: Die vorliegende Evaluationsstudie verfolgt am Beispiel des Expertenstandards zum Schmerzmanagement das Ziel, die Sichtweisen der Pflegenden zum aktuellen Stand des pflegerischen Schmerzmanagements in Einrichtungen der stationären Altenhilfe darzustellen.

Methodik: Für die Generierung der Daten wurden vier qualitative Experteninterviews mit leitenden Pflegepersonen geführt, sowie 451 Pflegefachkräfte in insgesamt 45 stationären Altenpflegeheimen in Baden-Württemberg schriftlich befragt.

Ergebnisse: Die Ergebnisse zeigen, dass seit der Einführung des Expertenstandards um 30 % häufiger standardisierte Instrumente zur Schmerzeinschätzung zum Einsatz kommen. Die daraus abzuleitenden pflegerischen Maßnahmen zur Schmerzlinderung bzw. zur vollständigen Schmerzfreiheit der Bewohner, werden von den Pflegefachkräften nach Einführung des Standards noch unregelmäßig durchgeführt. Die Ergebnisse der Studie sind ein wichtiges Indiz für die weitere Entwicklung nationaler Expertenstandards. Aus den Ergebnissen lassen sich Themen für künftige Fort- und Weiterbildungsangebote oder für die Gestaltung von Implementierungsprozessen ableiten.

Schlüsselwörter: Expertenstandard, Schmerzmanagement, Evaluation, Altenpflege

Abstract

Background: Since the first publication of national expert's standards in 2001 these have won in the German nursing practice increasingly in meaning. Until this day seven expert's standards are given for the German nursing practice, the expert's standard belongs to it to the nursing pain management. The implementing of these academically reasonable instruments puts the practice facilities before big challenges. In particular the nursing field forces with a three-year-old basic education are to be positioned themselves requested to these content demands. The perceptions of the professional forces to the added value and to the use of the expert's standard for the practice are grasped in the nursing science still insufficiently.

Aim: The present study of evaluation pursues at the example of the expert's standard pain management the aim to show the perceptions of the maintaining to the topical state of the nursing pain management in facilities of the stationary old help.

Methodology: For the generation of the data four qualitative expert's interviews with leading nursing people were conducted, as well as 451 nursing field forces were questioned in a total of 45 stationary nursing homes for the elderly in Baden Württemberg in writing.

Results: The results show that since the introduction of the expert's standard about 30 % more often standardized instruments are used for the pain appraisal. The nursing measures to be derived from it to the pain relief or to the entire pain freedom of the inhabitants are carried out by the nursing field forces after introduction of the standard still irregularly. The results of the study are an important clue for the further development of national expert's standards. Subjects can be derived from the results for future further offers and continuing education offers or for the creation of implementing processes.

Key words: expert's standard, pain management, evaluation, geriatric care

Inhaltsverzeichnis

1. EINLEITUNG 1
2. PROBLEMDARSTELLUNG 2
3. ZIELE DER UNTERSUCHUNG 9
4. THEORETISCHER TEIL 11

4.1 Literaturrecherche 11
4.2 Begriffe und Definitionen 12
4.3 Evaluation und Evaluationsforschung 13
4.4 Programm und Maßnahme im Rahmen der Evaluation 14
4.5 Prävalenz von Schmerzen bei Bewohnern in der stationären Altenpflege 15
4.6 Theoretische Ansätze im Erleben von Schmerzen 22
4.7 Schmerzmanagement in der stationären Altenpflege 24
4.8 Evaluationsstudien zu pflegerischen Standards in ausgewählten Ländern ... 29
4.9 Ansätze in der Evaluationsforschung 34

    4.9.1 Der CEval-Evaluationsansatz 40
    4.9.2 Erkenntnisgewinn in der Evaluationsforschung 42
    4.9.3 Der summative und preformative Ansatz als Forschungsperspektive 44
    4.9.4 Rolle des Evaluators bei der Evaluation 45

4.10 Der Expertenstandard zum Schmerzmanagement in Deutschland 49

    4.10.1 Entstehung der Expertenstandards und komplementäre Ansätze in Deutschland 51
    4.10.2 Gesetzliche Rahmenbedingungen der nationalen Expertenstandards und Relevanz für die stationäre Altenhilfe 54
    4.10.3 Methodische Einordnung in die Qualitätsentwicklung 58
    4.10.4 Qualitätsebenen im Expertenstandard zum Schmerzmanagement 63
    4.10.5 Schmerzassessment 63
    4.10.6 Medikamentöse Schmerzbehandlung 65
    4.10.7 Schmerzmittelbedingte Nebenwirkungen 66
    4.10.8 Nichtmedikamentöse Maßnahmen zur Schmerzlinderung 66
    4.10.9 Beratungs- und Schulungskompetenz der Pflegefachkräfte .. 67
    4.10.10 Anforderungen an die stationäre Einrichtung 69

5. METHODIK ... 71

5.1 Forschungsfragen ... 72

5.2 Forschungsdesign ... 73

5.3 Messinstrumente ... 75

    5.3.1 Interviewleitfaden ... 75
    5.3.2 Probe der Experteninterviews ... 79
    5.3.3 Datenauswertung der Experteninterviews ... 79
    5.3.4 Fragebogen der quantitativen Untersuchung ... 81
    5.3.5 Pretest des Fragebogens ... 83
    5.3.6 Datenauswertung der quantitativen Befragung ... 84

5.4 Auswahl der Stichprobe ... 87

5.5 Ethische Aspekte der Studie ... 88

6. PLANUNG UND DURCHFÜHRUNG DER DATENERHEBUNG ... 92

6.1 Qualitative Datenerhebung ... 92

6.2 Quantitative Datenerhebung ... 94

7. ERGEBNISSE ... 95

7.1 Ergebnisse der qualitativen Untersuchung ... 95

    7.1.1 Wissen der Pflegefachkräfte zum pflegerischen Schmerzmanagement ... 96
    7.1.2 Pflegerische Interventionen zum pflegerischen Schmerzmanagement und Kooperationen mit anderen Berufsgruppen ... 102
    7.1.3 Evaluation und Nutzen des pflegerischen Schmerzmanagements sowie des Expertenstandards Schmerzmanagement ... 108

7.2 Ergebnisse der quantitativen Untersuchung ... 118

    7.2.1 Beschreibung der Stichprobe ... 119
    7.2.2 Einführung des Expertenstandards zum Schmerzmanagement ... 123
    7.2.3 Verfahrensregelung für Bewohner mit Schmerzen ... 124

7.3 Wissen und fachliche Kompetenz der Pflegefachkräfte ... 126

    7.3.1 Fortbildungen zum Schmerzmanagement ... 126
    7.3.2 Erwerb und Aktualisierung des Wissens zum Schmerzmanagement ... 127
    7.3.3 Wissen der Pflegefachkräfte zu nichtmedikamentösen Interventionen ... 132
    7.3.4 Wissen über Modelle und Interventionen im Schmerzmanagement ... 134

7.4 Pflegerische Interventionen im pflegerischen Schmerzmanagement.......... 138

    7.4.1 Instrumente zur Schmerzeinschätzung bei Bewohnern ohne kognitive Einschränkungen 139
    7.4.2 Medikamentöse Schmerzbehandlung 142
    7.4.3 Pflegerische Interventionen bei Bewohnern ohne kognitive Einschränkungen 145
    7.4.4 Pflegerische Interventionen bei Bewohnern mit kognitiven Einschränkungen 150
    7.4.5 Häufigste Anwendung nichtmedikamentöser Maßnahmen..................................... 155
    7.4.6 Pflegerische Maßnahmen im Rahmen der Schmerztherapie 157

7.5 Interdisziplinäre Zusammenarbeit im Schmerzmanagement...................... 165

7.6 Nutzen des Expertenstandards für die Pflegepraxis 170

7.7 Zusammenfassung der Experteninterviews 173

7.8 Zusammenfassung der quantitativen Befragung 177

8. DISKUSSION DER FORSCHUNGSERGEBNISSE 182

8.1 Einführung des Expertenstandards zum Schmerzmanagement 182

8.2 Wissen zum pflegerischen Schmerzmanagement 183

8.3 Pflegerische Interventionen zum pflegerischen Schmerzmanagement....... 191

8.4 Kooperation mit anderen Berufsgruppen... 198

8.5 Nutzen des Expertenstandards Schmerzmanagement 200

8.6 Limitation.. 207

8.7 Ausblick.. 208

LITERATURVERZEICHNIS 212

TABELLENVERZEICHNIS 227

ANHANG... 231

1. Einleitung

Die Entwicklung nationaler Expertenstandards in Deutschland ist seit dem Jahre 2001 stetig vorangeschritten. Seit dem Beginn, federführend durch das Deutsche Netzwerk für Qualitätsentwicklung in der Pflege (DNQP), wurden bis heute sieben nationale Expertenstandards veröffentlicht, unter anderem der Expertenstandard zum Schmerzmanagement im Jahre 2004. Das DNQP ist ein Zusammenschluss nationaler Fachexperten aus der Pflegewissenschaft, der Lehre sowie der Pflegepraxis (Schiemann et al., 2011, S. 6). Sie streben einen kontinuierlichen Prozess der Qualitätsentwicklung auf der Grundlage evidenz-basierter Standards in der deutschen Alten- und Krankenpflege an. Aufgrund stetig fortschreitenden wissenschaftlichen Erkenntnissen, werden die nationalen Expertenstandards nach Angaben des DNQP alle 5 Jahre dem aktuellen Stand der Forschung angepasst und aktualisiert (Schiemann et al., 2011, S. 19). Der Expertenstandard zur Dekubitusprophylaxe liegt bereits in einer 2. Auflage der Fachöffentlichkeit vor, ebenso der Expertenstandard Entlassungsmanagement, der vor allem im Bereich der Krankenhauspflege anzusiedeln ist. Im Jahre 2011 wurde der Expertenstandard zum Schmerzmanagement einer ersten Überarbeitung unterzogen. Da die Veröffentlichung dieser Aktualisierung zum Schmerzmanagement gegen Ende dieser Forschungsarbeit erfolgte, beziehen sich alle weiteren Ausführungen auf die 1. Version aus dem Jahre 2004. In der abschließenden Diskussion wird auf die Aktualisierung des Expertenstandards Schmerzmanagement näher eingegangen. Aus Gründen der sprachlichen Vereinfachung sind alle Aussagen in diesem Dokument als geschlechtsneutral zu verstehen.

2. Problemdarstellung

Bis heute liegen nur vereinzelte Studienergebnisse zur Evaluation nationaler Expertenstandards vor, wie z. B. Wolke et al. (2007, S. 158 ff.) oder Wolke (2009), der zum Expertenstandard Dekubitusprophylaxe sowie zum Expertenstandard Förderung der Harnkontinenz, jeweils eine gesundheitsökonomische Evaluation der Standards in der stationären Altenhilfe vorgenommen hat. Geplant ist, diese ökonomische Evaluation um den Expertenstandard zum Ernährungsmanagement auszuweiten. Daniel-Wichern et al. (2009) und Klein et. al. (2005) haben zum Expertenstandard Dekubitusprophylaxe den Implementierungsprozess sowie Wirkungen bei Bewohnern untersucht. Eine Untersuchung von Fleischer & Klewer (2011, S. 143ff.) betrachtete den Umsetzungsgrad des Expertenstandards zum Ernährungsmanagement in einer stationären Altenpflegeeinrichtung vor und während der Implementierungsphase. Die Studie von Klein et. al. (2005) sowie die Studie von Daniel-Wichern et. al. (2009) bezogen in ihren Untersuchungen die Pflegenden mit ein. In diesem Zusammenhang stellt sich die Frage, inwieweit die veröffentlichten nationalen Expertenstandards in Deutschland abschließend in die Praxis der Altenhilfe implementiert sind. Lausberg (2008) konnte in einer deskriptiven quantitativen Studie im Landkreis Ostwestfalen nachweisen, dass derzeit Einrichtungen der stationären Altenhilfe nur in Ansätzen eine vollständige Implementierung dieser Expertenstandards vollzogen haben. Sie stellte weiter fest, dass vor allem der Expertenstandard zur Dekubitusprophylaxe (2001) den weitest gehenden Eingang in die Pflegepraxis gefunden hat (Lausberg, 2008). Dies bestätigte auch die Untersuchung von Klein et. al. (2005) in Bayern, die feststellten, dass der Expertenstandard zur Dekubitusprophylaxe in den Einrichtungen eingesetzt wird und sich pflegerische Interventionen an dessen Inhalten ausrichten. Brüggemann et al. (2012) führen im dritten Qualitätsbericht des Medizinischen Dienstes der Krankenversicherung (MDK) dazu aus, dass von 8 101 geprüften stationären Altenpflegeheimen im Zeitraum von Juli 2009 bis Dezember 2010 insgesamt 79,3 % der Einrichtungen den Expertenstandard zum Schmerzmanagement bereits berücksichtigen (S. 117). Eine vollständige Übersichtsstudie in Deutschland, die aufzeigt, welche der veröffentlichten Expertenstandards in der stationären Altenpflege zum heutigen Zeitpunkt in die Praxis implementiert sind, liegt nicht vor. Evaluationsergebnisse, die den Mehrwert für das pflegerische Handeln wie z. B. Wissens- und Kompetenzerweiterung der Pflegenden aufzeigen, sind bisher nicht vorhanden. Unbekannt sind in der Pflegewissenschaft die Sichtweisen der Pflegefachkräfte zur Einführung des nationalen Expertenstandards zum Schmerzmanagement. Eine wissenschaftliche Eruierung dieser Sichtweisen erscheint umso relevanter, da in allen nationalen Expertenstandards die Pflegefachkräfte als die wesentlichsten Akteure benannt sind (Moers et al., 2007, S. 647). Die beiden nachfolgenden Beispiele stellen Auszüge aus dem Expertenstandard zum Schmerzmanagement dar. Im weiteren Verlauf der Arbeit wird aufgrund der vereinfachten Lesbarkeit der Begriff „Expertenstandard Schmerzmanagement" verwendet. Der vollständige Titel lautet: „Expertenstandard Schmerzmanagement in der Pflege bei akuten oder tumorbedingten chronischen Schmerzen" (Schiemann et al., 2004, S. 17).

- „Die Pflegefachkraft verfügt über aktuelles Wissen zur systematischen Schmerzeinschätzung" (Strukturkriterium S1, Expertenstandard Schmerzmanagement, Schiemann et al., 2004, S. 25).

- „Die Pflegefachkraft erhebt zu Beginn des pflegerischen Auftrages mittels eines Initialen Assessment, ob der Patient/Bewohner Schmerzen oder schmerzbedingte Probleme hat. Ist dies nicht der Fall, wird die Einschätzung in individuell festzulegenden Zeitabständen wiederholt" (Prozesskriterium P1, Expertenstandard Schmerzmanagement, Schiemann et al., 2004, S. 25).

Diese pflegerischen Aufträge an die Pflegefachkräfte stellen einen Handlungsrahmen auf der Grundlage aktueller wissenschaftlicher Erkenntnisse dar. Diese Interventionen sind einrichtungsspezifisch, bei der Implementierung auf die Begebenheiten (z. B. spezielle Bewohnergruppe, Einrichtungsgröße etc.) der stationären Einrichtung anzupassen (Moers et. al., 2007, S. 647). Für deutsche stationäre Altenpflegeeinrichtungen ist an dieser Stelle vorerst anzunehmen, dass ein derartig umfassender Implementierungsprozess, insbesondere aufgrund fehlender zeitlicher Ressourcen, sowie bestehender Defizite der Pflegefachkräfte zu evidenzbasierten Maßnahmen eine besondere Hürde darstellt. Moers et al. (2007) fordern daher bei der Implementierung von nationalen Expertenstandards, Unterstützung von Pflegeexperten mit pflegewissenschaftlichen Kenntnissen (S. 647). Das bedeutet, dass Implementierungsprozesse in der Pflegepraxis nur dann wirkungsvoll und nachhaltig erfolgen können, wenn eine systematische Unterstützung akademisch ausgebildeter Pflegefachkräfte in den stationären Altenpflegeeinrichtungen vorgehalten wird. In allen Expertenstandards definiert das DNQP in der einleitenden Präambel den Begriff einer Pflegefachkraft nicht allein als examiniertes Pflegepersonal aus Altenpflege, Krankenpflege oder Kinderkrankenpflege mit einer dreijährigen Grundausbildung, sondern darüber hinaus auch als Absolventen pflegerelevanter Studiengänge (Schiemann et al., 2004, S. 14). Die Autoren des Expertenstandards differieren dabei den Begriff der Pflegefachkraft allerdings nicht hinsichtlich ihrer möglichen Aufgaben und Funktionen, die im Zusammenhang mit einem Implementierungsprozesses stehen.

Nussbaumer (2011, S. 42) zeigte für die stationäre Altenpflege auf, dass Absolventen pflegerelevanter Studiengänge vorwiegend in Führungspositionen, im Qualitätsmanagement oder in der Lehre und Forschung wiederzufinden sind. Winter (2005) untersuchte die Arbeitsmarktperspektiven von Absolventen pflegebezogener Studiengänge mittels quantitativer Inhaltsanalysen von Stellenanzeigen in ausgewählten Fachpublikationen aus den Jahren 1996 und 1999 und mit Hilfe von Experteninterviews (n= 14) sowie mittels einer schriftlichen Befragung an deutschen Hochschulen (n= 35). Aus der

Analyse der Stellenanzeigen ergab sich zwischen den Jahren 1996 und 1999 ein sichtbarer Zuwachs an Stellengesuchen für Akademiker für die stationäre Altenpflege (Winter, 2005, S. 200). Interessant sind vor allem die Tätigkeitsfelder nach Abschluss des Studiums. Die von Winter (2005) durchgeführte Befragung der Absolventen ergab, dass lediglich 10 % aller Befragten in einer stationären Altenhilfeeinrichtung tätig sind. Die konkreten Tätigkeitsfelder hier sind: Heim- oder Pflegedienstleitung, Leitungsassistenz, Qualitätssicherung, EDV, Beratung von Altenpflegeeinrichtungen, Lehrkraft in Altenpflegeschulen oder in der Fort- und Weiterbildung (Winter, 2005, S. 248). Obwohl in den letzten Jahren stetig mehr akademische Pflegepersonen an deutschen Hochschulen ausgebildet wurden, finden sich Absolventen nach dem Studium in der Altenpflege nur selten wieder (Winter, 2005, S. 259). Die Erfahrung des Autors bei einem großen Altenhilfeträger mit 31 stationären Pflegeeinrichtungen im Süden von Deutschland bestätigen diese Studienergebnisse. Bei Stellenausschreibungen stellt die Anzahl an Bewerbern mit einem abgeschlossenen Pflegestudiengang noch eher eine Ausnahme dar.

Es zeigt sich, dass Stellenbesetzungen in der Altenpflege mit den fachlichen Anforderungen an einen komplexen Implementierungsprozess eines nationalen Expertenstandards noch nicht gänzlich übereinstimmt (Moers et al., 2007; Moers et al., 2004; Schiemann et al., 2005; Brandenburg, 2005). Das Gelingen oder Nichtgelingen einer Implementierung und damit einer nachhaltigen Verbesserung der Pflegepraxis, ist von der Unterstützung durch akademisch ausgebildete Pflegefachkräfte abhängig. In den vergangenen Jahren haben sich mit der Veröffentlichung von Expertenstandards zahlreiche Fort- und Weiterbildungen mit den pflegefachlichen Anforderungen von Expertenstandards auseinandergesetzt, die einen wesentlichen Beitrag zur Transparenz sowie zu einer inhaltlichen Weiterentwicklung der Pflegepraxis beigetragen haben. Dabei stellt sich allerdings die Frage, inwieweit die einzelne Pflegefachkraft, im Sinne eines Theorie-Praxis-Transfers davon profitieren konnte. Aufgrund der noch geringen Anzahl von Pflegeakademikern, die in der Altenhilfe tätig sind, im Verhältnis zur Anzahl von Pflegefachkräften ohne akademische Weiterbildung, ist eine intensive Begleitung im Rahmen von Implementierungsprozessen, wie sie Moers et al. (2007, S. 647) fordern, derzeit nur sehr eingeschränkt möglich.

Ein weiterer Aspekt ist eine explizite monetäre Vergütung seitens der Kostenträger für Qualitätsentwicklungsmaßnahmen, wie sie eine Implementierung eines nationalen Expertenstandards darstellt. Hierzu gibt es noch keine gesicherten Daten auf die an dieser Stelle zurückgegriffen werden kann. Solange die gesetzten finanziellen Rahmenbedingungen die Umsetzung evidenz-basierter Maßnahmen in die Pflegepraxis zu wenig oder gar nicht berücksichtigen, besteht die Gefahr, dass sich ein Implementierungsprozess auf einen für die Einrichtung betriebswirtschaftlich erträgliches und tragbares Maß reduziert, welches von einer nachhaltigen Veränderung pflegerischen Handelns weit entfernt sein könnte. Inwieweit die Einführung der Expertenstandards in die Altenpflegeeinrichtungen in Deutschland überhaupt abschließend stattgefunden hat, ist, wie oben ausgeführt, weitestgehend noch unklar. Eine Ausnahme sind die Einrichtungen, die im Rahmen der modellhaften Implementierung einzelner Expertenstandards durch das wissenschaftliche Team unter der Leitung von Frau Prof. Dr. Doris Schiemann vom DNQP selbst begleitet wurden. Nach Meyer (2006, S. 38) ist ebenso unbekannt, ob sich durch die Einführung der Expertenstandards die bewohnerrelevanten Ergebnisse verbessert haben. Gleichzeitig weist sie darauf hin, dass 2006 keine einheitlichen Implementierungskonzepte für die Einrichtungen seitens des DNQP existieren (Meyer, 2006, S. 38). Laut den Studienergebnissen von Daniel-Wichern et. al. (2009, S. 616) ist die Effektivität von Expertenstandards in der Praxis von dem Einsatz evidenz-basierter Maßnahmen entscheidend abhängig. Zur notwendigen fachlichen Begleitung und Unterstützung der Pflegefachkräfte durch Pflegeexperten mit einer akademischen Weiterbildung, bleibt aufgrund fehlender Konzepte zur Implementierung zu Recht die Frage nach einer einheitlichen Vorgehensweise in den Einrichtungen. Nicht beantwortet werden kann zum jetzigen Zeitpunkt die Frage einer nachhaltigen und andauernden Wirkung eines Expertenstandards, z. B. bei personeller Fluktuation der Pflegefachkräfte oder einige Jahre nach abgeschlossener Implementierung.

In dem nachfolgenden Kapitel werden die Ziele der Untersuchung vorgestellt.

3. Ziele der Untersuchung

Mit der Durchführung einer Evaluationsstudie verbinden sich unterschiedliche Ziele, die gemeinsam einen intendierten Erkenntnisgewinn über ein bestimmtes Programm oder einer durchgeführten Maßnahme fokussieren und sich somit von der Grundlagenforschung unterscheidet (Stockmann, 2007, S. 36). Für diese Studie ergeben sich folgende Ziele:

- Darstellung des aktuellen Wissens von Pflegefachkräften in Einrichtungen der stationären Altenhilfe in Baden-Württemberg in Bezug auf Schmerzen und Schmerzmanagement durch die Implementierung des nationalen Expertenstandards zum Schmerzmanagement.
- Darstellung von Veränderungen in pflegerischen Interventionen in Einrichtungen der stationären Altenhilfe in Baden-Württemberg durch die Implementierung des nationalen Expertenstandards zum Schmerzmanagement.
- Darstellung der interdisziplinären Zusammenarbeit im pflegerischen Schmerzmanagement in Einrichtungen der stationären Altenhilfe in Baden-Württemberg durch die Implementierung des nationalen Expertenstandards zum Schmerzmanagement.
- Darstellung des praktischen Nutzens des nationalen Expertenstandards zum Schmerzmanagement nach der Implementierung aus Sicht der Pflegefachkräfte in Einrichtungen der stationären Altenhilfe in Baden-Württemberg.

- Die Ergebnisse der Studie sollen eine Entscheidungshilfe für die politischen und fachlichen Akteure in Bezug auf weitere Entwicklungen von nationalen Expertenstandards in der Pflege in Deutschland bieten.

4. Theoretischer Teil

In den folgenden Ausführungen wird die Literaturrecherche vorgestellt. Im Anschluss folgt eine theoretische Diskussion um die Relevanz von Schmerz und Schmerzmanagement in der stationären Altenhilfe sowie eine theoretische Auseinandersetzung mit Ansätzen der Evaluationsforschung. Neben der Klärung von Begrifflichkeiten wird eine ausführliche Vorstellung des Expertenstandards zum Schmerzmanagement vorgenommen.

4.1 Literaturrecherche

Im Zeitraum von Oktober 2009 bis Juni 2010 und von Februar bis April 2011 erfolgte die Literaturrecherche. Das Suchprotokoll befindet sich im Anhang (Anhang sechs). Die Literaturrecherche erfolgte in den Datenbanken Carelit, Gerolit, Chorane Library, Medline, Cinahl und Embase und dem Katalog der Deutschen Nationalbibliothek sowie im Karlsruher Virtuellen Katalog. Darüber hinaus wurde in google scholar sowie im Journal of evaluation in clinical practice recherchiert. Neben der Literaturrecherche in den Datenbanken wurde relevante Bücherliteratur gesichtet.

Die Suchbegriffe in Deutsch waren „Expertenstandards", „Evaluation", „Evaluationsforschung", „Pflegeheim", „Schmerz", „Schmerzmanagement" und „Pflegefachkräfte". In Englisch wurden analog die Begriffe „national clinical guidelines", „evaluation", „evaluation research", „eldery home", „pain", „pain management" sowie „nurse" verwendet. Bei der Anwendung von Ein- und Ausschlusskriterien wurde zwischen internationaler und nationaler Literatur unterschieden. National wurde Literatur nach dem Jahre 2001 gesucht, da zu diesem Zeitpunkt der erste nationale Expertenstandard zur Dekubitusprophylaxe veröffentlicht wurde. Zum anderen sollten Studienergebnisse zum Schmerz und Schmerzmanagement aufgrund der Aktualität keinen älteren Ursprung im nationalen Kontext aufweisen als 2001. International gehen wissenschaftliche Entwicklungen und Erkenntnisse zu nationalen Standards sowie zum Schmerz weiter zurück, so dass hier auf Literatur bis einschließlich 1990 zurückgegriffen wurde. Als weiteres Einschlusskriterium wurde definiert, dass nationale und internationale Studien einen klaren Bezug zu Einstellungen und Sichtweisen der Pflegenden aufzeigen (z. B. Befragung, Meinungen, Sichtweisen). Die meisten Treffer in der Literaturrecherche brachten nationale Studien, Übersichtsarbeiten und pragmatische Umsetzungshilfen zu den einzelnen nationalen Expertenstandards sowie zu theoretischen Ansätzen und Modellen in der Evaluationsforschung. Aus der englischsprachigen Literatur ergab sich eine Vielzahl von Studien zum Schmerz und Schmerzmanagement sowie zu nationalen Richtlinien und Standards. Keine bzw. nur sehr marginale Ergebnisse fanden sich national und international zum Schmerzmanagement in Kombination mit Sichtweisen und Meinungen von Pflegefachkräften in der stationären Altenhilfe.

4.2 Begriffe und Definitionen

Bevor der weitere theoretische Kontext dieser Studie vorgestellt wird, sollen Begrifflichkeiten erläutert werden. Insbesondere erscheint es ratsam, die Termini der einschlägigen Fachliteratur aus der Evaluationsforschung mit dem Gegenstand dieser Studie in Verbindung zu setzen.

4.3 Evaluation und Evaluationsforschung

Der Begriff der Evaluation ist ein in der Pflegelandschaft sehr verbreiteter und gängiger Begriff, der in der Pflegepraxis vor allem durch die „Evaluation der Pflegedokumentation" oder „Evaluation des Pflegeprozesses" bekannt ist. Interessant ist, dass in Publikationen vor dem Jahr 2000 der Begriff der Evaluation noch nicht explizit erwähnt wird (Köther et al., 2000). In der wissenschaftlichen Literatur wird der Begriff der Evaluation als Bewertung eines spezifischen Programms, einer eingesetzten Maßnahme bzw. zur Ermittlung des Nutzens verstanden (Bartholomeyczik et al., 2008, S. 23; Mayer, 2007, S. 148; Stockmann, 2007, S. 25). Stockmann führt weiter aus, dass der Begriff der Evaluation ein sehr allgemeiner und in vielen Lebensfacetten verbreiteter Begriff ist und gemeinsam ein „Instrument zur Generierung von Erfahrungswissen" darstellt (2007, S. 25). Evaluationen werden stets zweckgebunden eingesetzt, damit auf dessen Grundlage weiterführende Entscheidungen getroffen werden können (ebd.). Somit kann die Evaluation als eine Bewertung oder eine Beurteilung eines bestimmten Sachverhaltes oder Objektes auf der Grundlage von Informationen definiert werden (ebd.). Eine wissenschaftliche Evaluation muss sich auf einen konkreten Gegenstand beziehen, von ausgewiesenen und dafür befähigten Personen durchgeführt werden und zur Erfassung und Auswertung der gewonnenen Daten empirische Methoden einsetzen (ebd.).

Die Evaluationsforschung versucht auf der Basis sozialwissenschaftlicher Ansätze und Methoden diese Erkenntnisse zu erheben und zu bewerten. Sie grenzt sich in diesem Kontext von einer alltäglichen Evaluation ab (Stockmann, 2007, S. 27). Evaluationsforschung als Teil der angewandten Sozialforschung grenzt sich auch in vielseitigen Aspekten von der Grundlagenforschung ab. Der zentrale Aspekt dabei ist, dass die Grundlagenforschung frei nach Erkenntnissen streben und forschen kann. Die Evaluationsforschung hingegen verfolgt anhand spezifischer Bewertungskriterien ein konkretes Ziel bzw. untersucht eine konkretes Objekt oder einen Sachverhalt (Stockmann, 2007, S. 28; Bartholomeyczik, 2008, S. 23). Dieser spezifische Forschungsansatz wird häufig in der Qualitätssicherung eingesetzt (Mayer, 2007, S. 148).

4.4 Programm und Maßnahme im Rahmen der Evaluation

Eine Maßnahme oder eine Interventionsmaßnahme stellt die kleinste Einheit innerhalb eines Programms dar (Stockmann, 2007, S. 30). Hellstern und Wollmann (1984) beschreiben Programme als komplexe Handlungsmodelle „die auf die Erreichung bestimmter Ziele ausgerichtet sind, die auf bestimmten, den Zielen angemessen erscheinenden Handlungsstrategien beruhen und für deren Abwicklung finanzielle, personelle und sonstige Ressourcen bereitgestellt werden" (S. 7). Stockmann führt zum Begriff des Programms aus, dass diese aus einer meist politischen Entscheidung oder Strategie abgeleitet werden, in der Regel mit Fördermitteln ausgestattet und zeitlich befristet sind (2007, S. 31). Im Kontext dieser Arbeit wird der Expertenstandard zum Schmerzmanagement als ein Programm bezeichnet. In den nachfolgenden Ausführungen wird die Relevanz von Schmerzen und Schmerzmanagement in der stationären Altenhilfe vorgestellt.

4.5 Prävalenz von Schmerzen bei Bewohnern in der stationären Altenpflege

Schmerzen gehören zu den am häufigsten genannten Phänomenen pflegebedürftiger Menschen. Aufgrund der steigenden demografischen Entwicklung ist davon auszugehen, dass die Inzidenz von Schmerzen weiter ansteigen wird (z. B. aufgrund der Zunahme von degenerativen Erkrankungen) (Carr et al., 2010, S. 30). Störkel (2009, S. 9) beschreibt dazu, dass derzeit jeder dritte Deutsche im Alter zwischen 40 und 70 Jahren unter chronischen Schmerzen leidet. Akute oder chronische Schmerzen sind hierbei die „einfachsten" Kategorisierungen, weitere Beschreibungen sind z. B. anhaltend, intermittierend oder Phantomschmerz (Carr et al., 2010, S. 30). Schmerzen werden als „chronisch" bezeichnet, wenn diese über einen Zeitraum von drei Monaten bestehen (Waddell, 1997, S. 109). Nicht erkannte Schmerzen sowie dessen unzureichende Behandlung, bedeutet eine Versorgungslücke mit Auswirkungen auf die Lebensqualität des jeweiligen Menschen. Wie das Picker Institut dazu feststellte, hat die Anwendung von Analgesieverfahren in den letzten Jahren zwar zugenommen, allerdings scheint die Auswahl oft nicht auf die Mehrdimensionalität der Schmerzen ausgerichtet zu sein. Heimbewohner berichten immer noch über andauernde und unbehandelte Schmerzen (Cairncross et al., 2007). Die International Association for the Study of Pain (IASP) definiert den Schmerz als ein „unangenehmes Sinnes- und Gefühlerlebnis, das mit aktueller oder potenzieller Gewebeschädigung verknüpft ist oder mit Begriffen einer solchen beschrieben wird. Menschen berichten oftmals ohne eine erkennbare Gewebeschädigung oder nachweisbare pathophysiologische Ursachen über Schmerzempfindungen. Daher ist, wenn die Betroffenen ihre Empfindungen als Schmerz erleben und entsprechend berichten, dies als Vorhandensein von Schmerz zu akzeptieren." (IASP, 1986, S. 217). McCaffery et. al. (1994, S. 15) definieren Schmerzen in folgender Weise: Der Schmerz ist „stets so, wie die empfindende Person sagt, dass er ist und vorhanden ist, wann immer sie sagt, dass er vorhanden ist". Das Auftreten von Schmerzen ist nicht nur eine körperliche Erfahrung, sondern ein Ereignis welches psychische, physische, soziale, kulturelle sowie spirituelle Faktoren mit einschließt und in der Folge Auswirkungen auf die Lebensqualität aufweist (Osterbrink, 2006, S. 8). Insbesondere in der stationären Altenhilfe kommt dem Schmerzmanagement aufgrund der Multimorbidität der betreuten Bewohner sowie der steigenden Anzahl der Bewohner mit einer demenziellen Erkrankung eine hohe Bedeutung zu. Fox et al. (1999, S. 329) geben die Schmerzprävalenz je nach Art der Einrichtung in der stationären Altenpflegeeinrichtung zwischen 49 % und 83 % an. Die Schmerzinzidenz von über 60-Jährigen, wird mit 50 % als doppelt so hoch angegeben, wie in der Gruppe der unter 60-Jährigen (Fox et al., 1999,

S. 329). Higgins et al. (2004) kommen bei der Inzidenz von Schmerzen in Pflegeheimen zu einem Ergebnis von 80 % (S. 170). In einem Systematic Review von Zwakhalen et al. (2006) wird von einer Schmerzprävalenz von 40 % bis 80 % in Pflegeheimen berichtet. In dieses Review eingeschlossene Studien wurden im Zeitraum von 1988 bis 2005 veröffentlicht. Nach den Studienergebnissen zu tumorbedingten Schmerzen in den Niederlanden oder USA hatten 45 % bis 80 % der Bewohner in Langzeitpflegeeinrichtungen mäßige bis starke Schmerzen, zudem erhielten sie keine adäquate Behandlung (Loeb, 1999; van den Beuken et al., 2007). In der aktuellen Forschungsliteratur finden sich derzeit keine Ergebnisse dafür, dass Bewohner mit einer kognitiven Einschränkung weniger Schmerzempfindungen haben als Bewohner ohne kognitive Einschränkungen (Gibson et al., 2004, 227ff.). Husebo et al. 2008 (zit. aus Osterbrink et al., 2012 S. 27) stellten fest, dass Bewohner mit einer demenziellen Erkrankung ein erhöhtes Risiko haben unter Schmerzen zu leiden und sich Schmerzintensität und Häufigkeiten von Schmerzen zwischen Bewohnern mit und ohne kognitive Einschränkungen nicht unterscheiden.

Die Studienergebnisse zur Frage der Schmerzlokalisation bei älteren Menschen variieren in den Untersuchungen. Gibson und Helme (1997) berichten beispielsweise, dass Kopfschmerzen, Bauchschmerzen und Brustkorbschmerzen bei älteren Menschen seltener auftreten, Gelenkschmerzen hingegen häufiger. Zu altersbedingten Rückenschmerzen gibt es ebenso unterschiedliche Angaben. Es kann keine Aussage getroffen werden, ob das Alter einen verstärkenden Einfluss auf die Häufigkeit von Rückenschmerzen hat (S. 919 ff.).

Polanezky (2007) untersuchte die Schmerzprävalenz sowie die Schmerzintensität bei Bewohnern in stationären Tiroler Altenpflegeeinrichtungen. 107 Heimbewohner wurden in die Untersuchung einbezogen. Die Ergebnisse zeigen, dass die Heimbewohner eine Schmerzprävalenz bis zu 49,5 % angegeben haben (S. 129). Die höchste Schmerzprävalenz von 49,5 % (n= 53) wurde im Bereich der Hüften, der Beine und der Füße angegeben, gefolgt von Schulter, Arme und Hände (n= 35, 32,7 %). In der unteren Rückenhälfte, Wirbelsäule und Gesäß (n= 34, 31,8 %) wurden seltener Schmerzen angegeben. 27 Heimbewohner (25,2 %) gaben Schmerzen in mehreren Gelenken an und 22 Heimbewohner (20,6 %) berichteten von Schmerzen im Kopf und im Gesicht. Ähnliche Ergebnisse (n= 21, 19,6 %) wurden für Hals und Nacken erhoben. Alle weiteren schmerzenden Körperteile lagen unter 20 % (Polanezky, 2007, S. 129).

Basler et al. (2003) konnten nachweisen, dass Betroffene im Durchschnitt vier bis fünf unterschiedliche Schmerzprävalenzen aufwiesen (S. 255). Insbesondere demenziell erkrankte Bewohner erhalten häufig kein angemessenes Schmerzmanagement (Basler et al., 2004, S. 321; Pipam et al., 2008, S. 63). Das Auftreten von Schmerzen bei Bewohnern in Einrichtungen der stationären Altenhilfe darf nicht als „normale Begleiterscheinung" hingenommen werden. Dieser Mythos steht nicht selten einer systematischen Schmerzbehandlung im Wege (Herr et al., 2001, S. 461). Scharff und Turk (1998) berichten, dass über einen längeren Zeitraum bestehende Schmerzen, aus der Sicht der Bewohner von Pflegeheimen oft als Normalzustand eingeschätzt werden (S. 6). Ferrell et al. (1991) konnten nachweisen, dass Bewohner der Meinung sind, Schmerzen seien im Alter legitim (S. 68). Das Ergebnis einer Studie vom Picker Institut in Oxford aus dem Jahre 2007 bestätigt diese Aussage (Cairncross et al., 2007, S. 10). Das zunehmende Auftreten von chronischen Schmerzen im Alter wird als unvermeidbare Folge von den Bewohnern selbst als aber auch von den Pflegenden angesehen (ebd.). In diesem Zusammenhang bestätigt die Studie von Cairncross et al. (2007, S. 10) auch, dass die Pflegenden den Bewohner nicht oder nur sehr selten nach Schmerzen oder dem aktuellen Schmerzerleben fragen. Somit werden die aktuell eingesetzten Analgetikaverfahren nicht oder nur unzureichend reflektiert und gleichzeitig bleibt die Suche nach einer alternativen Therapie aus (Cairncross et al., 2007, S. 10).

Neben der Erhebung der Schmerzprävalenz, ist die Messung der Schmerzintensität eines der entscheidendsten Aufgaben im Pflegealltag. Die Schmerzintensität ist jener Faktor, der die Entscheidung und die Dringlichkeit zur Einleitung einer Schmerzbehandlung ausmacht (Cleeland et. al., 1992, S. 361). Die Angaben reichen dabei von „wenig Schmerzen" bis zu „stärksten Schmerzen" (Helme, Gibson, 1999). Serlin et al. (1995) geben an, dass die Einschätzung der Schmerzintensität der erste Schritt zu einem erfolgreichen Schmerzmanagement ist (S. 280). Abhängig von der kognitiven

Leistungsfähigkeit, kann der Bewohner selbst einschätzen, ob Schmerzen verspürt werden und wie stark die Schmerzen sind. In einer Querschnittsstudie von Osterbrink et al. (2012) in der Stadt Münster wurde die Schmerzsituation von Bewohnern in stationären Pflegeheimen (n= 436) mit der Frage untersucht, wie häufig Bewohner mit unterschiedlicher kognitiver Leistungsfähigkeit unter Schmerzen leiden und wie diese von den Pflegenden beschrieben werden (S. 1). Dabei wurden die beteiligten Bewohner eines zuvor durchgeführten Mini-Mental-Status-Test (MMST) in unterschiedliche Untersuchungsgruppen eingeteilt (Osterbrink et al., 2012, S. 2). Die Ergebnisse der Studie zeigen, dass im Rahmen der Fremdeinschätzung mithilfe des Instrumentes BESD, bei einem Cutoff-Wert von sechs, eine sofortige Behandlung angezeigt ist und hiervon 10 % bis 20 % der Bewohner betroffen sind. Bei der Selbsteinschätzung der Bewohner ohne bis leichte kognitive Einschränkungen mithilfe diverser Messinstrumente gaben 45 % bis 65 % der Bewohner an, mindestens unter leichten Schmerzen zu leiden. 25 % bis 47 % der Bewohner gaben an, mittelstarke bis unerträgliche Schmerzen zu haben (Osterbrink et al., 2012, S. 2). Den Autoren zufolge konnten aufgrund des hohen Cutoff-Wertes von sechs im BESD, die Schmerzen bei Menschen mit kognitiven Einschränkungen nicht in einem ausreichenden Maße erfasst werden (Osterbrink et al., 2012, S. 7). Dennoch stellte sich heraus, dass mit Hilfe des BESD 10 % bis 49 % der Bewohner mit kognitiven Einschränkungen behandlungsbedürftige Schmerzen aufwiesen (Osterbrink et al., 2012, S. 7). Die Autoren führen weiter aus, dass in anderen Studien der Cutoff-Wert des BESD in der Anwendung der ursprünglich englischen Fassung bei zwei liegt und somit weit mehr Bewohner mit aktuellen Schmerzen erfasst werden. Die Übertragbarkeit auf die deutsche Übersetzung sei allerdings bis dato unklar (Osterbrink et al., 2012, S. 7).

In Studien wird häufig die Komplexität und Vielfältigkeit des Schmerzassessments untersucht. Dabei zeigt sich, dass die Ergebnisse der Schmerzselbsteinschätzung durch den Bewohner mit der Fremdeinschätzung der Schmerzen durch Dritte wie z. B. Ärzte, Pflegepersonen, Angehörige, nur in geringem Ausmaß übereinstimmen (Mc Kinley, Botti, 1991, S.10; Zalon, 1993, S. 331). In der stationären Altenhilfe kommt das Problem hinzu, das zum jetzigen Zeitpunkt 60 % der Bewohner unter einer demenziellen Erkrankung leiden und damit die Schmerzeinschätzung, insbesondere die Selbsteinschätzung weiter erschwert wird (Bundesministerium für Familie, Senioren, Frauen und Jugend, BMFSFJ, 2002).

4.6 Theoretische Ansätze im Erleben von Schmerzen

Nachfolgend sollen die gängigsten theoretischen Ansätze im Erleben und im Umgang mit Schmerzen vorgestellt werden. Aus der Literatur ergeben sich zwei wesentliche Modelle, die bis heute zur Erklärung von Schmerzen herangezogen werden und im Laufe der letzten Jahre stetig modifiziert wurden (Carr et al., 2010, S. 37). Zum einen die „Gate-Control-Theorie", zum anderen die „Neuromatrix-Theorie". Bei der Gate-Control-Theorie handelt es sich um ein Modell aus dem Jahre 1965. Die Forscher Melzack und Wall verweisen auf die Mehrdimensionalität von Schmerzen, weil dabei physiologische, kognitive und emotionale Aspekte von Bedeutung sind (Carr et al., 2010, S. 38). Es wird in drei Komponenten eine sensorisch-diskriminative Komponente (Identifizierung und Intensität der Schmerzen), eine affektiv-emotionale Komponente (Reaktion des Körpers auf den Schmerz) sowie eine kognitiv-evaluative Komponente (Reaktion des Körpers durch kulturelle Werte, Ängste oder frühere Schmerzerfahrungen) unterschieden. Diese stellen gleichzeitig eine Verbindung zur Neuromatrix-Theorie dar (Carr et al., 2010, S. 46). Ein wesentlicher Bestandteil der Theorie sind Mechanismen, mit denen Schmerzen moduliert, also gesteuert bzw. beeinflusst werden können. Dies kann in zweifacher Weise gelingen. Zum einen ist es möglich, über Stimuli den Weg der Schmerzreize vom Gehirn aus zum Rückenmark (Hinterhorn) zu beeinflussen und somit die Schmerzzustände zu lindern. Ein „Gate" (Tor) im Rückenmark wird damit geschlossen, z. B. durch Ablenkungen, Entspannungsübungen, Humor etc. Zweitens ist es von der Peripherie aus möglich das „Gate" im Rückenmark zu schließen, sodass keine oder nur geminderte Schmerzreize über die Nervenfasern das Gehirn erreichen, z. B. über Wärme- oder Kälteanwendungen, Massage, TENS (Carr et al., 2010, S. 38). Die Gate-Control-Theorie ist besonders für nichtmedikamentöse Maßnahmen ein Erklärungsansatz in Anwendung und Wirkung.

Ist die Gate-Control-Theorie in der Lage einen wesentlichen Beitrag zum Erklären und Verstehen von Schmerzen beizutragen, so stößt dieser Ansatz vor allem bei bestimmten chronischen Schmerzen oder bei Phantomschmerzen an seine Grenzen. Hier setzt die Neuromatrix-Theorie von Melzack aus dem Jahre 1999 an. Ausgangspunkt sind die Auswirkungen von Schmerzen auf die Hirnfunktion (Carr et al., 2010, S. 50). Grundsätzlich verfügt der Mensch über eine genetisch bedingte Grundstruktur zum Erleben von Schmerzen („neuronales Netzwerk"), die im Laufe des Lebens vielen Einflussfaktoren (z. B. Einsatz von Opioide) unterworfen ist. Diese Einflussfaktoren bedingen das individuelle Erleben von Schmerzen („Neurosignatur") (ebd.). Die Neuromatrix-Theorie liefert einen guten Bezugsrahmen der erklärt, dass neben den vorhandenen genetischen Voraussetzungen eine Vielzahl von meist kognitiven Aspekten das individuelle Schmerzerleben eines Menschen beeinflussen kann (z. B. Stress) (ebd.).

Nach diesem kurzen Exkurs in zwei wesentliche theoretische Ansätze im Erleben und im Beeinflussen von Schmerzen, wird nun anhand der durchgeführten Literaturrecherche der aktuelle Forschungsstand zum Schmerzmanagement erläutert.

4.7 Schmerzmanagement in der stationären Altenpflege

Der Expertenstandard zum Schmerzmanagement in der Pflege bei akuten oder tumorbedingten chronischen Schmerzen wurde im Jahre 2004 veröffentlicht und in ausgewählten Modelleinrichtungen unter wissenschaftlicher Begleitung durch das DNQP implementiert (Schiemann et al., 2004, S. 8). Unter den Modelleinrichtungen waren neben Klinikbetrieben drei stationäre Altenpflegeeinrichtungen und ein ambulanter Fachpflegedienst. Betroffene mit nicht tumorbedingten chronischen Schmerzen werden im Expertenstandard nicht als Zielgruppe erwähnt. Auf der Grundlage der obigen Ausführungen zur Prävalenz von Schmerzen muss davon ausgegangen werden, dass Bewohner in Pflegeheimen häufiger unter nicht tumorbedingten chronischen Schmerzen leiden. Die inhaltlichen Anforderungen im Expertenstandard zum Schmerzmanagement können bei einer Umsetzung in der stationären Altenpflege dennoch hilfreich sein, da in diesen Einrichtungen derzeit ein systematisches Schmerzmanagement nur teilweise oder vollständig fehlt (Schwermann, 2008, S. 15). Die zentrale Zielaussage im Expertenstandard lautet: „Jeder Patient/Betroffene mit akuten oder tumorbedingten chronischen Schmerzen sowie zu erwartenden Schmerzen erhält ein angemessenes Schmerzmanagement, das dem Entstehen von Schmerzen vorbeugt, sie auf ein erträgliches Maß reduziert oder beseitigt" (Schiemann et al., 2004, S. 25).

Zur Umsetzung dieses Zieles, stehen das aktuelle Wissen und die Kenntnisse, sowie die Wahrnehmung der Pflegenden über die Schmerzzustände ihrer Bewohner im Mittelpunkt und werden für eine wirkungsvolle Implementierung dieses Standards vorausgesetzt (Sowinski, 2004, S. 14; Müller–Mundt, 2009, S. 85; Störkel, 2009, S. 9). Ein aktuelles Wissen erscheint von zentraler Bedeutung, da die professionell Pflegenden die aktuelle Situation des Betroffenen sowie Schmerzverläufe am ehesten abschätzen können (Osterbrink 2006, S. 8). Dies gilt in besonderer Weise für pflegebedürftige Menschen, die sich verbal nicht mehr äußern können. Dabei werden vor allem die Verhaltensauffälligkeiten in Form von Beobachtungen berücksichtigt (Müller-Mundt et al., 2008, S. 40; Osterbrink, 2003, S. 658; Schwermann, 2009, S. 24; Fischer, 2009, S. 12; Messer, 2009, S. 25). Schwermann (2008, S. 18) beschreibt die Wichtigkeit einer multiprofessionellen Herangehensweise im Schmerzmanagement, in der die Pflegenden eine koordinierende Rolle einnehmen. Osterbrink (2006, S. 8) führt die interprofessionelle Herangehensweise zur Identifikation und Behandlung von Schmerzpatienten als ein noch bestehendes Problemfeld aus. Nach Osterbrink (2006), führen Pflegende kein adäquates und komplementäres Therapieangebot durch und nutzen noch unzureichend pflegerische Möglichkeiten zur Schmerzlinderung (S. 8).

Eine Studie zur Erprobung eines Erfassungsinstrumentes (BESD) von Schmerzen bei Menschen mit kognitiver Beeinträchtigung führten Lagger et al. (2008) in der Schweiz durch. Die befragten Pflegefachkräfte (n= 19) gaben u. a. an, dass das Instrument deren Aufmerksamkeit und Sensibilität zum Thema Schmerz erhöht hat. Eine Verbesserung der Fachkompetenz schätzten die Mehrheit (n= 12) der Befragten als positiv ein (S. 153). Müller-Mundt (2005) führte eine Studie zum Thema Chronischer Schmerz durch. In qualitativen Interviews wurden die Pflegenden (n= 10) nach deren Perspektiven zum Schmerzmanagement befragt. Bei der Auswahl der Experten aus der Pflege wurden Personen ausgewählt, die eine fachliche Weiterentwicklung in der Palliativversorgung absolviert hatten. Das Ergebnis dieser Studie zeigt, dass die befragten Pflegenden eine ausreichende Fachexpertise sowie geeignete Interventionskonzepte für ein adäquates Schmerzmanagement im Alltag voraussetzen. Als weitere Voraussetzung sollte der Handlungsrahmen der Pflege im Kontext der politischen Gesundheitsversorgung erweitert werden und den Pflegenden eindeutige Kompetenzen und Verantwortungen zuerkannt werden. Dabei geht es um die klare Abgrenzung zur ärztlichen Disziplin (Müller-Mundt, 2005, S. 206).

Eine Studie zum Wissenserwerb von Pflegenden zu Schmerzen in England führten Fothergill-Bourbonnais et al. (1992) durch. In dieser Studie wurden die Methoden zur Schmerzlinderung und das pharmakologische Wissen der Pflegenden erfasst. In dieser Vergleichsstudie wurden 100 Pflegende aus Intensivstationen und Hospizen befragt. 78 % der Befragten haben ihr Wissen zum Schmerz hauptsächlich in der Grundausbildung und der klinischen Praxis erworben (Fothergill-Bourbonnais et al., 1992). Insbesondere die Pflegenden im Hospiz betonten ein stärkeres Lernen in der aktuellen Arbeitssituation. Dies trifft besonders für das Wissen in der medikamentösen

Schmerztherapie zu. 86 % der Befragten gaben an, dass sie durch ihre Grundausbildung nicht ausreichend auf die Betreuung von Schmerzpatienten vorbereitet sind. Das aktuelle Wissen über Nebenwirkungen schätzten die Pflegenden aus dem Hospiz mit „sehr gut" ein. Zu nichtmedikamentösen Methoden der Schmerzbehandlung gab die Mehrheit (82 %) den Lagerungswechsel in Verbindung mit Dekubitusprophylaxe und beruhigendes Zugehen auf den Patienten an. Zudem wurden Einreibungen, Massagen und Baden genannt. Eine Studienfrage befasste sich mit der Aktualität des Wissens. 90 % der befragten Pflegenden gaben an, dass ihr Wissen zum Zeitpunkt der Studie nicht ausreichend ist (Fothergill-Bourbonnais et al., 1992). Eine Wissenserweiterung wünschten sich die Pflegenden zu neuen Schmerzmedikamenten, Methoden zur Schmerzlinderung sowie zu aktuellen Forschungsergebnissen. 50 % der Befragten sehen diese Wissensvermittlung als Aufgabe der vorgesetzten Stelle an, weitere 50 % würden diese in betriebsinternen Seminaren verorten (Fothergill-Bourbonnais et al., 1992). Das DNQP führte im Zusammenhang mit der modellhaften Implementierung ein Audit in 20 Einrichtungen durch. Neben der Befragung von 790 Patienten und Bewohnern wurden 509 Mitarbeiter in die Auditierung einbezogen (DNQP, 2004). Die Befragung der Pflegepersonen bezog sich ausschließlich auf besuchte Fortbildungen zum Schmerz sowie den weiteren Fortbildungsbedarf zum Expertenstandard Schmerzmanagement aus Sicht der Befragten (DNQP, 2004, S. 144). Die Ergebnisse zeigen, dass Schmerzeinschätzung den geringsten Fortbildungsbedarf aufweist und 88,7 % der Befragten an einer Fortbildung hierzu teilgenommen haben. Eine Fortbildung zur medikamentösen Schmerzbehandlung, zu schmerzmittelbedingten Nebenwirkungen sowie zu nichtmedikamentösen Therapien haben 74 % besucht, 59 % sehen hierzu weiteren Unterstützungsbedarf. Zur Beratung und Schulung sehen 72,2 % der Befragten noch einen Schulungsbedarf, 44,4 % haben dazu bereits eine Fortbildung erhalten (DNQP, 2004, S. 145).

Whittaker et al. (2006) befragten 227 Pflegefachkräfte aus der Altenpflege in Irland. 76 % der Befragten ist der national gültige Standard zum Schmerzmanagement nicht oder nur teilweise bekannt. 59 % der Befragten gaben an, dass ein mangelndes Verständnis der Inhalte und weitere Fortbildungsmaßnahmen benötigt werden. Die befragten Pflegenden sehen dabei vor allem Barrieren in den verfügbaren zeitlichen Ressourcen (2006, S. 506).

4.8 Evaluationsstudien zu pflegerischen Standards in ausgewählten Ländern

Im Rahmen der Literaturrecherche konnten keine expliziten Ergebnisse zur Implementierung eines nationalen Standards zum Schmerzmanagement in stationären Altenpflegeeinrichtungen gefunden werden.

Eine Studie zum Zusammenhang zwischen der Dekubitusprävalenz und der Implementierung des Expertenstandards zur Dekubitusprophylaxe führten Daniel-Wichern et al. (2009) durch. Mithilfe von semistrukturierten Interviews wurden Pflegefachkräfte zum Implementierungsprozess befragt (n= 10). Die Autoren stellten fest, dass mitarbeiterbezogene Faktoren, wie der Ausbildungsgrad und die Motivation sich fördernd bei der Einführung des Standards auswirken (2009, S.615). Als Barrieren für die Implementierung von Expertenstandards wurden die Mehrbelastung, fehlende Motivation und Qualifikation oder soziale Konflikte genannt. Weiter wurde der hohe Abstraktionsgrad des Expertenstandards als eine Barriere genannt (Daniel-Wichern et al., 2009, S. 615). Die Prävalenz von Dekubitalgeschwüren, die Maßnahmen zur Dekubitusprophylaxe sowie die Rahmenbedingungen in stationären Altenpflegeeinrichtungen untersuchten Klein et. al. (2005) in Bayern. Das Interesse der Forscher richtete sich auf die Akzeptanz, die Verbreitung sowie die Art der Implementierung des Expertenstandards Dekubitusprophylaxe in der Pflegepraxis (Klein et. al., 2005, S. 83). Insgesamt nahmen 346 stationäre Altenpflegeeinrichtungen an der schriftlichen Befragung teil. 78,2 % der befragten Pflegekräfte gaben an, dass der Expertenstandard in der Pflegepraxis zur Anwendung kommt. 56,9 % bewerteten diesen Standard als überwiegend hilfreich. 44 Probanden sahen Vorteile bei der Anwendung in der Pflegepraxis, in dem der Expertenstandard als ein förderndes Instrument für die Pflegequalität, angesehen wird. Verständnisprobleme mit den theoretischen Ausführungen des Expertenstandards gaben in der Studie 103 Pflegekräfte an. Klein et. al. (2005) schließen aus den Ergebnissen, dass sich der Expertenstandard Dekubitusprophylaxe in der Praxis etabliert hat und von der Mehrzahl der Pflegekräfte als „positiv" bewertet wird (S. 90).

Wird von dem Nutzen und der Relevanz von nationalen Expertenstandards oder von „national clinical guidelines" gesprochen, so stellt sich in diesem Zusammenhang die Frage nach der Akzeptanz und der Einstellung seitens der Pflegenden zu diesen Instrumenten. O´Donnell (2003) führte dazu in Schottland eine Studie bei Leitungen und Pflegenden in der Akutversorgung durch. 58 leitende Krankenschwestern wurden mittels eines Fragebogens befragt. Dem Ergebnis zufolge begrüßten 83,1 % der Befragten eine Pflegepraxis, in der wissenschaftliche Erkenntnisse angewendet werden. 79,3 % bewerteten das Internet und Bibliotheken für die Beschaffung von evidence-basiertem Wissen in diesem Zusammenhang als hilfreich. Die befragten Pflegenden gaben als Barrieren für die Umsetzung von Evidence Based Nursing (EBN) an, dass häufig knappe Zeitressourcen (72,4 %), ein Mangel an Fähigkeiten (14,6 %) und fehlender Zugang zum Internet (9,8 %) bestünde. Die konkrete Anwendbarkeit der Erkenntnisse (6,3 %) wurde ebenso als Barrieren für die Umsetzung angegeben als die multiprofessionelle Zusammenarbeit (7,1 %) (O´Donnell, 2003, 197ff.).

Redfern et al. (2003) untersuchten die Veränderungen in der Pflege durch die Einführung evidenz-basierter Instrumente (EBI) anhand von neun Projekten in London in unterschiedlichen Settings der Pflege (2003, S. 225). Sie befragten 264 Pflegende. Die Befragten sahen mit 67 % einen Nutzen durch die Einführung von EBI in Bezug auf ihre eigene fachliche Weiterentwicklung. Außerdem beschrieben 41 % der Befragten eine damit verbundene erhöhte Achtsamkeit gegenüber Patienten. 16 % benannten eine verbesserte Pflegesituation des Patienten durch die Einführung von EBI selbst (Redfern et al., 2003, S. 231). Als Hürden nannten 72 % eine erhöhte Arbeitsbelastung und einen signifikant erhöhten administrativen Aufwand bei der Dokumentation durch den Einsatz von Assessmentinstrumenten. Die Forscherinnen stellten fest, dass 78 % der befragten Pflegenden einen Nutzen für die Bewohner und sie selbst durch die Einführung von EBI sehen und führen dies auf die hohe Beteiligung und Mitwirkung in den einzelnen Implementierungsphasen zurück (Redfern et al., 2003, S. 232).

Vergleichbare Ergebnisse konnten Jones et al. (2006) in Ihrer Studie zur Implementierung des nationalen Expertenstandards zur Ernährung in Canada nachweisen. In qualitativen Interviews mit sieben Pflegenden, konnten Barrieren wie mangelndes Verständnis gegenüber Veränderungsprozessen, mangelnde Reflexionsbereitschaft oder fehlende Hilfsmittel, erhöhte Arbeitsbelastung sowie mangelndes Wissen über aktuelle Forschungsergebnisse eruiert werden (Jones et al., 2006, S. 451). Wiederkehrende Teambesprechungen, regelmäßige Fort- und Weiterbildungen sowie offene Diskussionen mit den Leitungen wirkten sich hingegen als fördernde Faktoren aus Sicht der Befragten aus (Jones et al., 2006, S. 451).

Boström et al. (2007) befragten 25 Pflegefachkräfte zu individuellen und organisatorischen Faktoren in elf Altenpflegeeinrichtungen in Schweden, welche die Anwendung von Evidence-based-practice (EBP) in den Einrichtungen begünstigen. Die Ergebnisse zeigen, dass bereits zu Beginn der Implementierung eine positive Einstellung gegenüber EBP vorhanden sein muss. Als organisatorischen Faktor führen die Forscher den Zugang zu neuen Forschungsergebnissen mit fachlicher Unterstützung durch die leitenden Mitarbeiter aus. Weitere fördernde Faktoren sind das aktuelle Wissen der Pflegenden sowie eine gute Unternehmenskultur (Boström et al., 2007, S. 668).

Davies et. al. (2008, S. 5) führten qualitative Interviews bei 83 Pflegefachkräften zur Implementierung von sechs nationalen Expertenstandards in Kanada durch. Der Expertenstandard zum Ulcus Cruris (Venous Leg Ulcers) wurde in Einrichtungen der Altenhilfe untersucht. Neben der Analyse von Auswirkungen der nationalen Expertenstandards auf die Versorgungsqualität der Patienten, legten Davies et. al. (2008) einen besonderen Schwerpunkt auf Aussagen der Pflegenden. Weiterbildungen während der Implementierung, die fachliche Unterstützung durch die leitenden Pflegenden sowie die kollegiale Beratung der Pflegenden wurden als fördernd betrachtet (Davies et al. 2008, S. 10). Fehlende Zeitressourcen, mangelnde multiprofessionelle Zusammenarbeit, insbesondere mit Ärzten und mangelnde schriftliche Vorlagen wurden als Barrieren im Zusammenhang mit der Implementierung genannt (Davies et al., 2008, S. 10). Die Autoren der Studie stellten weiter fest, dass drei von sechs untersuchte Expertenstandards nach der Implementierung zu einer qualitativen Verbesserung in der Versorgungsqualität geführt haben. Der dabei eingesetzten Strategie im Rahmen der Implementierung in der Einrichtung wurde dabei eine entscheidende Bedeutung zugemessen (Davies et al., 2008, S. 13).

Johansson et. al. (2008) untersuchten in Schweden die Anwendung der nationalen Richtlinie zum Umgang mit Venenkathetern bei 343 Pflegefachkräften. Sie kamen zum Ergebnis, dass die Handhabung des nationalen Standards seit der Implementierung im Jahre 2003 unterschiedlich zur Anwendung kommt. Einige Abteilungen nutzten einen hauseigenen Standard, und bei 5 % bis 23 % der untersuchten Einrichtungen kam der nationale Standard nicht zum Einsatz. Mängel zeigten sich vor allem in der fachlichen Darstellung der Pflegedokumentation. Zudem konnten regionale Unterschiede in dieser Studie aufgezeigt werden (Johansson et al., 2008, S. 152).

Von Buss et al. (2004) liegen Ergebnisse aus fünf Pflegeheimen aus den Niederlanden zu Sichtweisen von Pflegefachkräften zum nationalen Standard zur Dekubitusprophylaxe vor. In 18 semistrukturierten Interviews untersuchten sie die Anwendung des Standards in der Pflegepraxis. Den Ergebnissen zufolge, sind die Pflegenden mit dem Inhalt des nationalen Standards zur Dekubitusprophylaxe (Entwicklung 1985, überarbeitet 1992) vertraut, in der täglichen Praxis wird abweichend davon meist noch nach traditionellem Wissen gepflegt (Buss et al., 2004, S. 671). Den befragten Pflegenden waren weitere nationale Expertenstandards der CBO (National organisation for quality assurance in health care) in den Niederlanden unbekannt. Weitere Ergebnisse dieser Studie zeigen, dass die befragten Pflegenden kein Engagement und keine Veränderung zur Dekubitusprophylaxe in der Pflegepraxis wünschten (Buss et al., 2004, S. 668).

In den nachfolgenden Ausführungen werden theoretische Ansätze in der Evaluationsforschung beschrieben.

4.9 Ansätze in der Evaluationsforschung

In der Evaluationsforschung haben sich in den vergangenen Jahren eine Vielzahl theoretischer Ansätze formiert. Hierbei ist zu beachten, dass sich die Evaluationsforschung nicht losgelöst von der allgemeinen wissenschaftlichen Entwicklung bewegt hat (Stockmann, 2006, S. 22). Stockmann sagt hierzu, dass insbesondere in den Anfangsjahren der Evaluationsforschung ein „methodologischer Rigorismus" vorherrschte (2006, S. 22). In der Evaluationsforschung sei zu erkennen, dass mit der Zunahme der Studien auch eine Zunahme theoretischer, meist individueller Ansätze von Wissenschaftlern verbunden ist (ebd.). Nicht selten sind aufgrund differenzierter Fragestellungen und deren Ziele in den Evaluationsstudien stetige Anpassungen zu beobachten. So sind schlussendlich keine grundständigen verbindenden oder aufbauenden Ansätze, die sich im Ursprung auf ein zentrales theoretisches Modell beziehen, zu finden (ebd.). Dennoch lassen sich in der Evaluationsforschung drei allgemein gültige Ansätze in der Durchführung von Evaluationsstudien beschreiben.

- Positivistischer Ansatz (Logischer Positivismus)

Dieser Ansatz beschreibt das Positive im wissenschaftlichen Kontext, wobei der Begriff das gegebene, das tatsächlich Vorhandene bzw. beweisbare Tatsachen bezeichnet und nicht als Gegenteil des Begriffes Negativ zu sehen ist (Stockmann, 2006, S. 42; Bartholomeyczik et al., 2008, S. 84). Dieser Ansatz wird durch die Verifikation ausgedrückt (Bartholomeyczik et al., 2008, S. 84).

- Interpretativer/konstruktivistischer Ansatz (Konstruktivismus)

In diesem Ansatz wird das Vorhandensein einer einzigen wahren Realität bestritten (Stockmann 2006, S. 43). Es wird angenommen, dass eine Realität aus unterschiedlichen Kontexten und Perspektiven konstruiert ist, die in einem Konflikt zueinander stehen können (ebd.).

- Transformativer/emanzipativer Ansatz

Der Transformative oder emanzipative Ansatz stellt eine Weiterentwicklung des konstruktivistischen Ansatzes dar, welcher die Interessen bestimmter Zielgruppen fokussiert und thematisiert. Mit der Annahme, dass es mehrere Realitäten mit unterschiedlichen Einflussgrößen gibt, ist es ein wesentliches Ziel von Evaluation, die Meinungen bzw. die Sichtweisen der Zielgruppe darzustellen, insbesondere dann, wenn eine Benachteiligung dieser Zielgruppe besteht (Stockmann, 2006, S. 43).

In der Evaluationsforschung besteht Einigkeit darüber, dass Evaluationsstudien vorrangig die Bedürfnisse, Sichtweisen und Perspektiven einer Zielgruppe (Stakeholder) zu erfassen und zu berücksichtigen haben (Stockmann, 2006, S. 46). Neben den theoretischen Ansätzen und der Fokussierung auf die Zielgruppe, wird im Zusammenhang mit einer Evaluationsstudie auf eine möglichst hohe „interne Validität" der Ergebnisse hingewiesen (Stockmann, 2006, S. 42; Bortz et al., 2006, S. 101). Für die vorliegende Studie bedeutet das einen möglichst hohen wissenschaftlichen Nachweis zu erbringen, dass eine unabhängige Variable (hier der Expertenstandard zum Schmerzmanagement) die abhängige Variable (hier die Stakeholder Pflegefachkräfte) in ihrem pflegerischen Handeln beeinflusst hat oder auch nicht (Bartholomeyczik, 2008, S. 47).

Die vorliegende Studie kommt unter Berücksichtigung der gestellten Ziele und der Forschungsfragen, die zu einem späteren Zeitpunkt noch vorgestellt werden, dem transformativen/emanzipativen Ansatz am nächsten. Dies ist insofern einzuschränken, als dass die Pflegefachkräfte in diesem Kontext nicht als eine benachteiligte Gruppe angesehen werden können. Vielmehr ist davon auszugehen, dass durch die Etablierung pflegewissenschaftlicher Erkenntnisse die

Pflegefachkräfte einen signifikanten Mehrwert in ihrer weiteren beruflichen Sozialisation haben. Diese erste theoretische Verortung dieser Studie gibt allerdings die Ausrichtung noch nicht hinreichend wieder. Flitzpatrick et al. (2004, S. 68), haben den Versuch unternommen, die oben benannten theoretischen Ansätze anhand ihrer pragmatischen Ausrichtung einer erweiterten Klassifikation zu unterziehen. Da sich die Umsetzung des Expertenstandards zum Schmerzmanagement in der Pflegepraxis aus Sicht der Pflegefachkräfte als ein praxisorientiertes Handlungsfeld zeigt, erscheint diese Klassifikation als geeignet. Die Autoren differenzieren in ihren Ausführungen zwischen fünf Kategorien:

- Zielorientierter Ansatz
- Managementorientierter Ansatz
- Konsumorientierter Ansatz
- Expertenorientierter Ansatz
- Partizipativer Ansatz

An dieser Stelle können nicht alle Ansätze einer genauen Betrachtung unterzogen werden. Aufgrund des vorliegenden Forschungsinteresses kommt der partizipative Ansatz in Betracht, der sich im theoretischen Kontext aus dem transformativen/emanzipativen ableitet und nachfolgend näher betrachtet wird. In Anlehnung an Flitzpatrick et al. (2004), können dem partizipativen Ansatz Stärken und Schwächen zugeordnet werden. „Der Fokus liegt auf der Beschreibung der Bedürfnisse, Werte, Perspektiven der Programmbeteiligten (Stakeholder), die in die Planung und Durchführung der

Evaluation einbezogen werden" (Stockmann, 2006, S. 48). In den folgenden Ausführungen sollen auszugsweise diese Stärken und Schwächen um den Forschungsgegenstand, sowie um die Zielgruppe der Pflegefachkräfte ergänzt werden, wie die nachfolgende Tabelle 1 aufzeigt:

Tabelle 1: Stärken und Schwächen des Partizipativen Ansatzes

Stärken des partizipativen Ansatzes	Schwächen des partizipativen Ansatzes
Eindeutige Fokussierung auf die Bedürfnisse und Sichtweisen der Pflegefachkräfte in Bezug auf den Expertenstandard Schmerzmanagement.	Der theoretische Ansatz ist komplex. Aufgrund der Entfernung des Evaluators zu den befragten Pflegefachkräften in der Praxis besteht die Gefahr einer unreflektierten Anwendung.
Die Perspektiven und die Interessen der Pflegefachkräfte in Bezug auf den Nutzen des Expertenstandards Schmerzmanagement werden bewusst erfasst.	Durch die stringente Fokussierung auf die Zielgruppe der Pflegefachkräfte besteht die Gefahr der Kritik an der Objektivität des Evaluators bzw. den hier vorgelegten Ergebnissen.
Die Auswirkungen des Expertenstandards Schmerzmanagement (Wissen, Kompetenz, pflegerisches Handeln etc.) steht im Mittelpunkt der Betrachtungen	Wegen der Einzelbetrachtung auf den Expertenstandard Schmerzmanagement sowie auf die Zielgruppe der Pflegefachkräfte ist eine Verallgemeinerung auf alle bisher veröffentlichten Expertenstandards eingeschränkt möglich.

Die Evaluationsforschung verfügt über eine Vielzahl von theoretischen Ansätzen zur Durchführung einer Evaluation. Nach Stockmann sind die meisten Evaluationen Auftragsevaluationen, die eine konkrete Perspektive und Zielformulierungen bereits vorgeben bzw. die Evaluatoren zumeist ihren eigenen methodischen Vorlieben folgen (Stockmann, 2007, S. 50). Eines der gängigsten ist der CEval-

Evaluationsansatz nach Stockmann, der im nächsten Kapitel genauer beschrieben wird.

4.9.1 Der CEval-Evaluationsansatz

Der von Stockmann entwickelte CEval-Evaluationsansatz (Centrum für Evaluation an der Universität des Saarlandes) beschreibt Überlegungen für einen wirkungsorientierten, theoriebasierten Ansatz der multifunktionell verwendet werden kann und auf dem partizipativen Ansatz beruht (Stockmann, 2007, S. 50; Silvestrini et al., 2008, S. 1 ff.). In der Literatur konnte kein vergleichbarer Ansatz zum partizipativen Modell gefunden werden, der für diese Forschungsarbeit herangezogen werden könnte. Aus diesem Grunde beziehen sich die nachfolgenden Ausführungen ausschließlich auf die Darstellungen von Stockmann. Der theoretische Grundgedanke ist, die Auswirkungen von eingesetzten Programmen, hier dem Expertenstandard Schmerzmanagement, umfassend zu eruieren (Stockmann, 2007, S. 51). Stockmann (2007, S. 32) setzt diese Gedanken in Verbindung mit dem Begriff eines „Lebenslaufs" bzw. dem „Lebenslaufmodell".

Das Lebenslaufmodell beschreibt ein eingesetztes Programm in seinen einzelnen Entwicklungsschritten (Lebensphasen). Hierbei wird zwischen der Planungsphase, der Implementierungsphase, sowie der Nachhaltigkeitsphase unterschieden (Stockmann, 2007, S. 32). Übertragen auf den Expertenstandard Schmerzmanagement steht die Planungsphase des Expertenstandards nicht im Fokus dieser Arbeit, ebenso nicht die konkrete Implementierungsphase bzw. einzelne Schritte daraus. Interessanter ist die Nachhaltigkeitsphase im Lebenslaufmodell, die in einem Zeitraum von drei bis fünf Jahren nach Abschluss der Implementierungszeit auch als „ex-post-Wirkungen" beschrieben werden (Stockmann, 2007, S. 32). Evaluation hat hierbei die Aufgabe den vollen Umfang eines Programms zu erfassen sowie mögliche Kausalitäten zu untersuchen. Der Expertenstandard zum Schmerzmanagement wurde im Jahre 2004 veröffentlicht. Aufgrund der zeitlichen Dimensionen korrespondiert die hier vorgestellte Arbeit mit dieser Maßgabe von drei bis fünf Jahren. Es ist davon auszugehen, dass die Mehrheit der stationären Altenpflegeeinrichtungen seit der Veröffentlichung in 2004 den Expertenstandard zum Schmerzmanagement bereits eingeführt haben, obwohl valide Daten hierzu bundesweit noch nicht vorliegen, wie weiter oben aufgezeigt werden konnte. Das Interesse an einer Nachhaltigkeit nach Einführung des Expertenstandards zum Schmerzmanagement wird im Studienkontext um die Perspektive erweitert, wie das pflegerische Schmerzmanagement aus Sicht der Pflegefachkräfte in den stationären Pflegeeinrichtungen bewertet wird, in denen der Expertenstandard zum Schmerzmanagement zum Zeitpunkt der Studie noch nicht eingeführt ist. Diese komparative Perspektive ermöglicht einen erweiterten Blickwinkel und lässt Aussagen zum tatsächlichen Nutzen des Expertenstandards Schmerzmanagement nach Einführung aus Sicht der Pflegefachkräfte zu. Der Expertenstandard zum Schmerzmanagement wird sich bei den Pflegefachkräften dann durchsetzen, wenn dieser in seiner Komplexität verstanden wird und die adaptierten pflegerischen Maßnahmen zu einer Verbesserung der Versorgungssituation beitragen (Mohr, 1977 S. 60). Darüber hinaus ist davon auszugehen, dass die Akzeptanz des Expertenstandards zum Schmerzmanagement bei den Pflegefachkräften dann weiter steigt, wenn sich das Wissen und die Kompetenz der Pflegefachkräfte mit der Einführung signifikant verbessert haben.

Das Nachhaltigkeitsmodell, als ein Teil einer „Lebensphase" von Stockmann kann auf der Makroebene, auf der Programmebene und auf der Praxisebene betrachtet werden (Stockmann, 2006, S. 57). Auf der Makroebene werden ökonomische, soziale und ökologische Zielgrößen unterschieden, mit der Annahme, dass diese Ebenen miteinander in Beziehung stehen (ebd.). Die zentrale Aussage auf der Praxisebene, die hier betrachtet wird ist, dass die Nachhaltigkeit eines Programms dann erreicht ist, wenn sich durch die Implementierung die herbeizuführenden Veränderungen in den Strukturen und Verhaltsänderungen der Stakeholder, insbesondere nach Abschluss der Implementierung, kontinuierlich wiederfinden und andauern (ebd.). Eine Nachhaltigkeit ist dann erreicht, wenn die Einrichtung die eine Implementierung vorgenommen hat, die Inhalte ohne weitere Unterstützung externer Dritten weiterführt und somit eine „langfristige Wirkung" erreicht (Stockmann, 2006, S. 58).

4.9.2 Erkenntnisgewinn in der Evaluationsforschung

Mit der Durchführung einer Evaluationsstudie verbinden sich unterschiedliche Ziele, die stets einen intendierten Erkenntnisgewinn über ein bestimmtes Programm oder einer durchgeführten Maßnahme fokussieren (Stockmann, 2007, S. 36). Nach Stockmann (2007) verbinden sich vier grundsätzliche Zielstellungen mit einer Evaluation:

- Gewinnung von Erkenntnissen
- Ausübung von Kontrolle
- Schaffung von Transparenz und Dialogmöglichkeiten, um Entwicklungen voranzutreiben
- Legitimation der durchgeführten Maßnahmen

(Stockmann, 2007, S. 36).

Evaluationsforschung dient nicht nur seinem reinen Erkenntnisgewinn, sondern vielmehr sollen anhand empirischer Methoden, Wirkungen und Wirkungszusammenhänge aufgezeigt werden. Darüber hinaus sollen eingesetzte Programme aus Sicht der Evaluationsforschung transparent und aus unterschiedlichen Perspektiven betrachtet und bewertet werden (Stockmann, 2006, S. 65). Das Ziel ist, dass das untersuchte Programm effektiver wird und letztlich die Qualität nachhaltig verbessert (ebd.). Für die vorliegende Studie sind unter Bezugnahme der Ausführungen von Stockmann die Zielhorizonte: Gewinnung von Erkenntnissen, die Schaffung von Transparenz, Dialogmöglichkeiten um Entwicklungen in der Pflege voranzutreiben, sowie die Legitimation des Expertenstandards zum Schmerzmanagement anzusetzen, wie Abbildung 1 zeigt. Die Ausübung von Kontrolle scheidet in diesem Kontext als Zielhorizont für diese Arbeit aus.

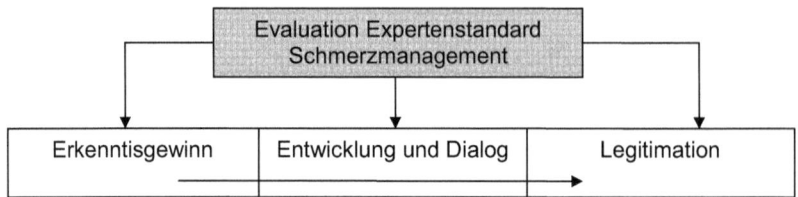

Abb. 1: Zielhorizonte der Studie, in Anlehnung an Stockmann, 2006, S. 36

4.9.3 Der summative und preformative Ansatz als Forschungsperspektive

In der Evaluationsforschung lassen sich unterschiedliche Perspektiven oder Dimensionen aufzeigen. „Evaluationen können mehr formativ, d. h. aktiv-gestaltend, prozessorientiert, konstruktiv und kommunikationsfördernd angelegt sein oder summativ, d.h. zusammenfassend, bilanzierend und ergebnisorientiert" (Stockmann, 2007, S. 34). Am Lebenslaufmodell des Expertenstandards lassen sich diese Perspektiven wie folgt ableiten: In der Entwicklungsphase eines Expertenstandards besteht ein formativer, also aktiv gestaltender Charakter, so auch in der Implementierungsphase eines Expertenstandards. Dieser Prozessschritt kann sowohl einen formativen als auch einen summativen Charakter haben, wie z. B. eine interne Evaluation im Anschluss an eine abgeschlossene Implementierung. Im Rahmen der modellhaften Implementierung des Expertenstandards zum Schmerzmanagement wurde in den beteiligten stationären Altenpflegeeinrichtungen diese summative Evaluation in Form eines Auditverfahren durchgeführt. Soll die Nachhaltigkeit des

Expertenstandards Schmerzmanagement erfasst werden, besteht ausschließlich eine summative Perspektive.

In der vorliegenden Studie besteht eine zweidimensionale und somit erweiterte Perspektive. Es werden Einrichtungen in das Studiendesign eingeschlossen, die den Expertenstandard zum Schmerzmanagement implementiert haben. Hieraus ergibt sich die beschriebene summative Perspektive bzw. ein retrospektiver Evaluationsansatz (Bortz et al., 2006, S. 100). Des Weiteren sind Einrichtungen involviert, die den Expertenstandard zum Schmerzmanagement zum Zeitpunkt der Studie noch nicht eingeführt haben. Eine summative Perspektive kann an dieser Stelle nicht verwendet werden. Zum einen soll diese Erweiterung der Forschungsperspektive Unterschiede zwischen den Einrichtungen, die den Expertenstandard eingeführt haben und denen, die zum Zeitpunkt der Studie nicht eingeführt haben, aufzeigen. Zum anderen sollen sich, ausgehend von den Studienergebnissen, Perspektiven für die Einrichtungen ableiten, die den Expertenstandard nicht implementiert haben und sich mit der Einführung ergeben können. Unter dieser Prämisse ergibt sich im Sinne von zu erwartenden Veränderungen eine preformative Perspektive bzw. ein prospektiver Evaluationsansatz (Bortz et al., 2006, S. 100).

4.9.4 Rolle des Evaluators bei der Evaluation

In der Durchführung von Evaluationen wird zwischen einer internen und einer externen Evaluation unterschieden (Stockmann, 2006, S. 61 ff.). Bei der internen oder auch der „Selbstevaluation", wird die

Evaluation von der Institution oder der Einrichtung durchgeführt, die auch das Programm selbst durchführt bzw. implementiert hat. In diesem Kontext also die stationären Pflegeeinrichtungen selbst. Ein wesentlicher Vorteil der internen Evaluation ist, dass eine hohe Sachkenntnis besteht. Fehlende Distanz zur eigenen Organisation (Betriebsblindheit) wird als ein Nachteil bezeichnet (ebd.). Eine externe Evaluation wird von Personen oder Forschern durchgeführt, die selbst nicht der Organisation angehören. Eine hohe Unabhängigkeit, sowie eine größere Glaubwürdigkeit werden hier als Vorteile postuliert, eine geringere Sachkenntnis eher als negativer Aspekt beschrieben (ebd.). Eine externe Evaluation eignet sich insbesondere bei den Vorhaben, die die Nachhaltigkeit eines Programms in ihren Zielen und Fragestellungen fokussieren. Das liegt daran, dass hierbei eine Legitimation eines Programms festgestellt werden soll und die Durchführung von externen Personen einer größeren Glaubwürdigkeit zugeordnet wird (Stockmann, 2006, S. 62).

Häufig unterliegen externe Evaluationen dezidierten Auftragsvergaben, die meist politisch motiviert sind. Diese politische Auftragsvergabe hat den Vorteil, dass die erzielten Ergebnisse zur weiteren Planung, z. B. einer Gesetzesreform genutzt werden. In Bezug auf die nationalen Expertenstandards ist in diesem Zusammenhang festzustellen, dass der Spitzenverband der gesetzlichen Krankenversicherung (GKV) zwar seit geraumer Zeit eine wissenschaftliche Evaluation eingesetzter Qualitätsentwicklungsmaßnahmen fordert, dies allerdings nach aktueller Kenntnis des Autors noch nicht durchgeführt hat. Eine Form der internen Evaluation wurde vom DNQP im

Zuge der modellhaften Implementierung selbst, in Form eines Audits, sechs Monate nach der Implementierung durchgeführt. Vereinzelte externe Evaluationen zu den nationalen Expertenstandards wurden im Rahmen wissenschaftlicher Studien vorgenommen, dessen konkrete Fragestellungen und Ergebnisse bereits vorgestellt wurden.

In dieser Forschungsarbeit handelt es sich um eine externe Evaluation im Rahmen eines Promotionsvorhabens, dessen keine konkrete Auftragsvergabe vorausging und einzig aus dem Interesse des Autors resultiert. Extern durchgeführte Evaluationen in der Pflege stehen oft vor der Herausforderung, einen geeigneten Zugang zum Forschungsfeld zu erhalten. Zudem stellt sich die Problematik, dass die Teilnehmer/innen, hier die Pflegefachkräfte, den Evaluator nicht kennen und dies aufgrund der „Ferne" Einfluss auf die Qualität und Quantität der Datenerhebung haben könnte. Die Literatur berichtet im Zusammenhang mit der Durchführung von externen Evaluationen davon, dass die Evaluatoren sich neben diesem erschwerten Zugang zum Forschungsfeld, mit den Anforderungen und Begebenheiten der Stakeholder beschäftigen und auskennen müssen. Hierzu kann gesagt werden, dass aufgrund der beruflichen Sozialisation des Autors die täglichen Anforderungen der Pflegefachkräfte explizit bekannt sind, was nicht zuletzt ein wesentlicher Vorteil im Rahmen der Studie (z. B. in der Interpretation der Ergebnisse) darstellt. Hierzu passt auch der im theoretischen Teil vorgestellte partizipative Evaluationsansatz, der eine stringente Fokussierung der Berufsgruppe der Pflegefachkräfte innehat, welcher im Übrigen in der Evaluationsforschung der letzten zehn Jahre zunehmend an Bedeutung gewonnen hat und als eines der modernen Rollen von Evaluatoren bezeichnet wird (Stockmann, 2006, S. 172). Zudem setzt die Literatur einen partizipativen Evaluationsansatz damit in Verbindung, dass im Rahmen des Studienverlaufes die Stakeholder sich (wieder) verstärkter mit dem Programmgegenstand beschäftigen (ebd.), hier im Sinne der internen Qualitätsentwicklung mit dem pflegerischen Schmerzmanagement. Die Rolle des Evaluators kann in unterschiedlichen Kontexten verstanden werden. Je nach Rollenverständnis kann damit auch die mögliche Einflussgröße auf den weiteren Fortgang eines Programms bzw. auf die Glaubwürdigkeit und der Akzeptanz der erzielten Ergebnisse bestimmt bzw. abgeleitet werden (Stockmann, 2006, S. 169). Zunächst ist relevant, ob und welche berufliche Funktion der Evaluator einnimmt. Zum Großteil, der in die Studie eingeschlossenen Einrichtungen, hat der Autor keinen beruflichen oder privaten Bezug. Es beteiligten sich an der quantitativen Datenerhebung auch Altenpflegeeinrichtungen aus dem Trägerverbund, in dem der Autor als Qualitätsbeauftragter tätig ist, was bedeutet, dass sich Anteile einer internen Evaluation wiederfinden. In der Datenerhebungsphase ist stringent darauf geachtet worden, dass die Kommunikationswege zwischen den „externen" und „internen" Altenpflegeeinrichtungen sich in keinster Weise unterschiedlich darstellten. Auch nach Abschluss der Datenerhebung wurde keine Reflexion mit den befragten Pflegefachkräften im eigenen Trägerverbund vorgenommen, um die „Ferne" zum Evaluator im Vergleich zu den extern beteiligten Einrichtungen gleichwertig zu halten.

In den nachfolgenden Ausführungen wird nun der Forschungsgegenstand, der Expertenstandard zum Schmerzmanagement vorgestellt.

4.10 Der Expertenstandard zum Schmerzmanagement in Deutschland

Der nationale Expertenstandard zum Schmerzmanagement folgt, wie alle anderen veröffentlichten Expertenstandards gleichermaßen einem analogen schematischen Aufbau (Fischer, 2009). In der Präambel werden zunächst die gesellschaftliche Relevanz des Themas sowie der spezifische Beitrag der Pflege aufgezeigt. Im Weiteren ist definiert, für welche Bewohner- oder Patientengruppen der Expertenstandard gilt. Im Anschluss werden die zentralen Qualitätsbestandteile des Expertenstandards in einer Übersichtsseite, in den Ebenen Struktur-Prozess und der Ergebnisqualität vorgestellt. Allen seither veröffentlichten Expertenstandards gleich, wird auf dieser Übersichtsseite zudem eine Standardaussage formuliert. Für den Expertenstandard zum Schmerzmanagement lautet diese:

- „Jeder Patient/Betroffene mit akuten oder tumorbedingten chronischen Schmerzen sowie zu erwartenden Schmerzen erhält ein angemessenes Schmerzmanagement, das dem Entstehen von Schmerzen vorbeugt, sie auf ein erträgliches Maß reduziert oder beseitigt" (Schiemann et al., 2004, S. 17).

Begründung:

- „Eine unzureichende Schmerzbehandlung kann für Patienten/Betroffene gravierende Folgen haben, z. B. physische oder psychische Beeinträchtigungen, Verzögerungen des Genesungsverlaufes oder Chronifizierung der Schmerzen. Durch eine rechtzeitig eingeleitete, systematische Schmerzeinschätzung, Schmerzbehandlung sowie Schulung und Beratung von Patienten/Betroffenen und ihren Angehörigen, tragen Pflegefachkräfte maßgeblich dazu bei, Schmerzen und deren Auswirkungen zu kontrollieren bzw. zu verhindern" (Schiemann et al., 2004, S.17).

Der Expertenstandard unterscheidet die Qualitätsebenen der Struktur-Prozess-und Ergebnisqualität. Bevor die einzelnen Ebenen näher betrachtet werden, soll in einem kurzen Exkurs die Entstehung der nationalen Expertenstandards, die gesetzlichen Grundlagen in Deutschland sowie die Relevanz der Expertenstandards für den stationären Altenpflegebereich aufgezeigt werden.

4.10.1 Entstehung der Expertenstandards und komplementäre Ansätze in Deutschland

Die 72. Gesundheitsministerkonferenz (GMK) im Jahre 1999 legte einen Beschluss für die „Weiterentwicklung der Ziele für eine einheitliche Qualitätsstrategie im Gesundheitswesen" vor (GMK, 1999). Daraus ableitend begann das DNQP in Zusammenarbeit mit dem Deutschen Pflegerat (DPR) und mit finanzieller Beteiligung des Bundesministeriums für Gesundheit (BMG) mit der Entwicklung nationaler Expertenstandards für Deutschland (Messer, 2008, S. 17; Schmidt, 2009, S. 3). Während gesetzgeberische Maßnahmen im Gesundheitswesen in Folge der Qualitätsstrategien umgesetzt und institutionalisiert wurden, so erfolgte dies in der Pflege nicht (Klie & Beikirch, 2007, S. 147). In der 77. Gesundheitsministerkonferenz in Jahre 2004 in Berlin wurde eine Überprüfung dieser festgelegten Qualitätsstrategien durch eine Arbeitsgruppe in Auftrag gegeben (GMK, 2004), die ihre Ergebnisse in der 79. Gesundheitsministerkonferenz in Dessau vorlegte (GMK, 2006). Dieses Gremium kam zu dem Ergebnis, dass die gesetzten Ziele aus dem Jahre 1999 noch nicht ausreichend, dennoch in einem hohen Maße erreicht wurden (GMK, 2006). Interessant erscheinen hierbei zwei Aspekte: Zum einen stellte das Gremium fest, dass in Deutschland noch keine einheitlichen Konzepte zur Implementierung von Pflegestandards verfügbar sind. Zum zweiten wird festgehalten, dass die Anwendung und Praktikabilität, sowie Wirkungen und Folgen einheitlicher Pflegestandards seither nicht evaluiert wurden (GMK, 2006). Die Arbeitsgruppe des GMK stellte weiter fest, dass nicht alleine die Evaluation der eingesetzten Instrumente (hier die Expertenstandards) einer wissenschaftlichen Evaluation bedarf, sondern dass das Verständnis und die Bewertung der Berufsgruppe, hier der Pflegefachkräfte, explizit mit zu berücksichtigen sind (GMK, 2006). Neben der Entwicklung nationaler Expertenstandards durch das DNQP, wurde ein weiteres Modellvorhaben zur Qualitätsentwicklung in der Pflege und Betreuung im Auftrag des Bundesministeriums für Familie, Senioren, Frauen und Jugend in Auftrag gegeben. Federführend durch die Bundeskonferenz Qualitätssicherung im Gesundheits- und Pflegewesen (BUKO-QS), entstanden in der Zeit von 2002 bis 2006 nationale Qualitätsniveaus zur fachlichen Entwicklung in der Langzeitpflege (Klie & Beikirch, 2007, S. 149). Auf der Grundlage wissenschaftlicher Methoden und Begleitung wurden die Themen: „Mobilität und Sicherung bei Menschen mit demenziellen Einschränkungen in stationären Einrichtungen", „Orale Nahrungs- und Flüssigkeitsversorgung von Menschen in Einrichtungen der Pflege und Betreuung", sowie „Aspekte persönlicher Lebensführung und Teilhabe bei Menschen mit Betreuungs- und Pflegebedarf" der Fachöffentlichkeit vorgestellt (ebd.). An dieser Stelle wird auf die Inhalte der Qualitätsniveaus nicht eingegangen. Es wird auf den Artikel von Klie & Beikirch, 2007, S. 147 ff. verwiesen. Bäuerle & Roes (2009, S. 40) weisen darauf hin, dass sich nationale Expertenstandards und die Qualitätsniveaus der BUKO-QS, hier am Beispiel des Ernährungsmanagements, an den gleichen wissenschaftlichen Prinzipien orientieren und somit ergänzen. Einen wesentlichen Unterschied sehen die beiden Autorinnen in der Intention und damit in der Art der Anforderungen beider Instrumente (ebd.). Ist der Expertenstandard ein sektorenübergreifendes Instrument, so postuliert das Qualitätsniveau einen für die Altenpflege spezifischen Beitrag (Bäuerle & Roes, 2009, S. 41). Zusammenfassend wird gesagt, dass beide Instrumente zur Qualitätsentwicklung in keinem Widerspruch zueinander stehen (Bäuerle & Roes, 2009, S. 42). Neben den Entwicklungen der nationalen Expertenstandards durch das DNQP, sowie der Entwicklungen der BUKO-QS, veröffentlichte der Medizinische Dienst des Spitzenverbandes Bund der Krankenkassen (MDS) seit 2001 Grundsatzstellungnahmen zu pflegerelevanten Fragestellungen (MDS, 2012). Hierunter fallen Stellungnahmen zum Dekubitus (2001), zur Ernährung und Flüssigkeitsversorgung älterer Menschen (2003), zum Pflegeprozess und zur Dokumentation (2005), sowie zur Pflege und Betreuung von Menschen mit Demenz (2009), die vor allem im Rahmen externer Qualitätsprüfungen eine hohe Relevanz haben (MDS, 2012).

4.10.2 Gesetzliche Rahmenbedingungen der nationalen Expertenstandards und Relevanz für die stationäre Altenhilfe

Vor allem in den vergangenen 10 Jahren haben sich Gesetzgeber, Verbände und Institutionen in der Pflege intensiv mit der Qualitätssicherungen und der Qualitätsentwicklung auseinandergesetzt. Klie (2007, S. 135) stellt in diesem Zusammenhang fest, dass verbindliche Maßnahmen der Qualitätssicherung und der Qualitätsentwicklung dem Sozialgesetzbuch (SGB XI - Pflegeversicherung) sowie den Heim- und Betreuungsgesetzten seit dieser Zeit stetig neu hinzugefügt und ergänzt wurden. Dies ist unter anderem ein Ausdruck für die stetig ansteigenden fachlichen Herausforderungen, als auch ein Garant für die Professionalisierung in der Pflege (Klie, 2007, S. 135).

Seit der Reform der gesetzlichen Pflegeversicherung (Sozialgesetzbuch, SGB XI) im Jahre 2008 haben nationale Expertenstandards im Rahmen des Sicherstellungsauftrages des Gesetzgebers an rechtlicher Bedeutung gewonnen (§ 113a Sozialgesetzbuch - SGB XI „Expertenstandards zur Sicherung und Weiterentwicklung der Qualität in der Pflege"). Igl (2010, in Frommelt et. al., S. 10) stellt hierzu fest, dass der Sicherstellungsauftrag nach § 113a SGB XI der gesetzlichen Pflegeversicherung damit bereits in der Entwicklung sowie in der Aktualisierung von Qualitätsmaßnahmen ansetzt und somit eine Erweiterung zum Sicherstellungsauftrag nach § 70 Abs. 1 SGB V darstellt, der die Sicherstellung der pflegerischen Versorgung, also der bereits erbrachten Leistungen fokussiert (Igl, 2010, in

Frommelt et al., S. 10). Zusätzlich definiert eine Verfahrensordnung nach § 113a, SGB XI die methodische und pflegefachliche Qualität weiterer Expertenstandards sowie die Aktualisierung bisher veröffentlichter Expertenstandards (Bölicke et al., 2009, S. 279; Igl, 2010, in Frommelt et al. S. 10). Die veröffentlichten Expertenstandards sind in der Entwicklung ausschließlich vom DNQP initiiert und koordiniert worden und verstehen sich als monodisziplinäres Instrument (Igl, 2010, in Frommelt et al., S. 13). Der Begriff Expertenstandard wurde aufgrund seiner seither erlangten Bekanntheit in der Praxis in die Gesetzesformulierung überführt (Igl, 2010, in Frommelt et al., S. 13). Wie oben dargestellt, verstehen sich die nationalen Expertenstandards vom DNQP als ein monodisziplinäres Instrument zur Qualitätsentwicklung. Im §113a SGB XI, erweitert der Gesetzgeber den Begriff des Expertenstandards um eine multiprofessionelle Sichtweise bzw. Methodik zur Entwicklung weiterer Expertenstandards (ebd.). Eine multiprofessionelle Herangehensweise zur Entwicklung von Qualitätsniveaus konstatiert z.b. die BUKO-QS mit der Entwicklung von Qualitätsniveaus, die weiter oben kurz angesprochen wurden (Klie & Beikirch, 2007, S. 147ff.). In der Gesetzesgrundlage nach § 113a SGB XI wird die Entwicklung und Koordination weiterer nationaler Expertenstandards in eine dafür eigens geschaffene Geschäftsstelle der gesetzlichen Krankenkassen überführt. Der GKV-Spitzenverband (Spitzenverband der gesetzlichen Krankenversicherung), die Bundesarbeitsgemeinschaft der überörtlichen Träger der Sozialhilfe, die Bundesvereinigung der kommunalen Spitzenverbände und die Vereinigungen der Träger der Pflegeeinrichtungen auf Bundesebene (Vertragsparteien nach § 113 SGB XI) vereinbaren gemeinsam und einheitlich Expertenstandards, mit dem Ziel der Sicherung und Weiterentwicklung der Qualität in der Pflege (GKV, 2009). Weitere nationale Expertenstandards sollen nach der Verfahrensordnung gemäß § 113a, SGB XI wie seither einer wissenschaftlichen Logik, in Anlehnung an das DNQP, folgen. Neben der Entwicklung neuer nationaler Expertenstandards sollen den Ausführungen in der Verfahrensordnung zufolge, in einem ersten Schritt die bereits vorliegenden Expertenstandards des DNQP einer Aktualisierung bzw. einer Evaluation unterzogen werden (GKV, 2009).

Es stellt sich die Frage nach der nun tatsächlichen rechtlichen Verbindlichkeit der Expertenstandards vom DNQP in der stationären Altenhilfe, z. B. im Zuge externer Qualitätsprüfungen oder in haftungsrelevanten Fragen. Es bleibt unklar, ob die vorliegenden Expertenstandards vom DNQP erst nach der angekündigten Aktualisierung vollständige Rechtsverbindlichkeit für die Pflegepraxis erlangen oder diese bereits jetzt schon innehaben. In aktuellen Rechtsprechungen werden die Expertenstandards vom DNQP als aktueller Stand der Pflegewissenschaft angesehen. Somit gelten sie im Rechtsfall immer häufiger als Grundlage für Sachverständigengutachten bzw. für richterliche Entscheidungen (Schmidt, 2009, S. 4). Eine weitere Relevanz wird im Rahmen externer Qualitätsprüfungen in der Altenpflege durch den Medizinischen Dienst der Krankenversicherung (MDK) oder Heimaufsichten deutlich. Dabei werden die Expertenstandards als Instrumente für eine regulative Pflegepraxis angesehen (GKV, 2009). Sie haben somit einen wesentlichen Anteil in der Bewertung externer Aufsichtsbehörden.

4.10.3 Methodische Einordnung in die Qualitätsentwicklung

Die nationalen Expertenstandards, so auch der Expertenstandard zum Schmerzmanagement, folgen methodisch von der Entwicklung bis zur Veröffentlichung einem sechsstufigen Prozess, welcher sich auf international anerkannte Regeln der Standard- und Leitlinienentwicklung stützt und hierbei die Erfahrungen aus dem Europäischen Netzwerk für Qualitätsentwicklung in der Pflege (EuroQUAN) mit einbezieht (DNQP, 2011, S. 4; Schiemann et al., 2005, S. 195).

In den Veröffentlichungen von Expertenstandards flossen diese internationalen Erfahrungen in die Entwicklung sowie in die modellhaften Implementierungen ein (Schiemann et al., 2011, S. 4). Nachfolgend wird der sechsstufige Entwicklungsprozess vorgestellt.

In der ersten Phase findet eine Themenauswahl durch den Lenkungsausschuss des DNQP statt, welche pflegeepidemiologisch begründet sind und somit eine gesellschaftliche Relevanz, als auch eine wirtschaftliche Komponente für das Gesundheitswesen aufweisen (z. B. Schmerzen). Das Ziel ist, eine Verbesserung der pflegerischen Situation herbeizuführen (Schiemann et al., 2005, S. 195). Vorschläge können aus der Pflegepraxis oder von anderen Akteuren aus dem Gesundheitssektor an das DNQP gerichtet werden (DNQP, 2011, S. 5).

In der zweiten Phase wird eine unabhängige Expertenarbeitsgruppe eingerichtet, die vom wissenschaftlichen Team des DNQP unterstützt wird (DNQP, 2011, S. 6). Kriterien für die Berufung in das Expertenteam sind ausgewiesene Fachexpertisen, praktische Erfahrungen in der Leitung wissenschaftlicher Projekte sowie die Zustimmung zum methodischen Vorgehen des DNQP (ebd.). Neben der Expertenarbeitsgruppe, indem auch Vertreter aus einem Patienten- oder Verbraucherschutzverband teilnehmen, wird in einer öffentlichen Ausschreibung eine wissenschaftliche Leitung für die Expertenarbeitsgruppe benannt (Schiemann et al. 2005, S. 196; DNQP, 2011, S. 6). In der dritten Phase wird auf der Grundlage einer Literaturrecherche mit eingeschlossener Klassifikation des Evidenzgrades ein Entwurf sowie die Kommentierung der Kriterienebenen (Struktur- Prozess- und Ergebnisqualität) formuliert (DNQP, 2011, S. 8).

In einem vierten Schritt folgen sogenannte „Konsensus-Konferenzen", in denen der erstellte Entwurf einer breiten Fachöffentlichkeit vorgestellt wird. Nach einem Fachdiskurs wird die abschließende Version des Expertenstandards erstellt (DNQP, 2011, S. 11). In Phase fünf erfolgt die modellhafte Implementierung des Expertenstandards in unterschiedlichen Pflege- und Gesundheitseinrichtungen (Krankenhaus, Pflegeheim, Sozialstation) unter wissenschaftlicher Begleitung des DNQP (DNQP, 2011, S. 11). Es wird darauf geachtet, dass die Verteilung der Einrichtungsarten gleichmäßig ist. Die Auswahl der Einrichtungen erfolgt über ein Bewerbungsverfahren. Erfahrungen mit systematischer Qualitätsentwicklung, hohem Entwicklungsgrad in der Pflege bezüglich des Pflegeprozesses, das Vorhandensein eines internen Qualitätsmanagements, sowie die Bereitstellung personeller Ressourcen, sind Auswahlkriterien für die Teilnahme als Modelleinrichtung (DNQP, 2011, S. 14). Bei der modellhaften Implementierung des Expertenstandards zum Schmerzmanagement haben drei stationäre Altenpflegeeinrichtungen aus zwei Trägerschaften teilgenommen. Aus dem Krankenhaussektor nahmen insgesamt 17 Einrichtungen teil. Der ambulante Pflegebereich war mit einer Einrichtung an der modellhaften Implementierung vertreten (ebd.).

Für die Standardeinführung wurde folgendes vierstufiges Modell entwickelt, welches sich an der Methode der stationsgebundenen Qualitätsentwicklung anlehnt:

- Fortbildung zum ausgewählten Thema
- Anpassung des Standards an die besonderen Anforderungen der Zielgruppe. Entwicklung eines Praxisstandards
- Verbindliche Standardeinführung in der Einrichtung
- Audit anhand eines standardisierten Instruments
  (DNQP, 2011, S. 15).

Die Implementierung des Expertenstandards folgt chronologisch diesem Modell und erstreckt sich über einen Zeitraum von ca. sechs Monaten. In der abschließenden Phase sechs werden Erkenntnisse und Erfahrungen aus dem Implementierungsprozess aufgenommen, in den Expertenstandard adaptiert und in Buchform veröffentlicht (DNQP, 2011, S. 18).

Der Expertenstandard zum Schmerzmanagement sowie alle veröffentlichten Expertenstandards beanspruchen für sich ein evidence-basiertes sowie monodisziplinär gestaltetes Instrument, welches den spezifischen Beitrag der Berufsgruppe Pflege zu einem gesundheitsrelevanten Thema beschreibt (DNQP, 2011, S. 3). Der Standard schafft eine deutlich zuordenbare Abgrenzung zu angrenzenden Berufsdisziplinen, ohne dabei die aktive Zusammenarbeit auszuschließen. Vielmehr fokussiert und fördert der Expertenstandard die für die Pflegenden zugedachte koordinierende und steuernde Funktion in diesem multiprofessionellen Kontext. Das liegt daran, dass die Pflegenden allein schon durch ihre Präsenzzeiten am Bewohner diese Rolle für sich wahrnehmen und im Sinne einer adäquaten Bewohnerversorgung einnehmen müssen (Brandenburg, 2005; Moers et al., 2004; Schiemann et al., 2005). Sie stellen ein professionell abgestimmtes Leistungsniveau der Berufsgruppe dar und eröffnen durch die Formulierung und Darstellung der Qualitätsebenen Handlungsspielräume und Handlungsalternativen für die Einrichtungen (DNQP, 2011, S. 3). In diesem Zusammenhang ist es entscheidend, den Begriff des „Standards" seiner korrekten Definition zuzuführen. Pflegestandards sind nicht mit Handlungsrichtlinien oder Arbeitsablaufbeschreibungen zu verwechseln (DNQP, 2011, S. 3). In der deutschen Pflegepraxis wird aus den Erfahrungen des Autors in der Betreuung von 31 stationären Pflegeeinrichtungen bei den Pflegefachkräften der Standardbegriff weitestgehend mit einer konkreten Arbeitsabfolge von pflegerischen Interventionen (z. B. Ganzkörperpflege, Kontrakturenprophylaxe, Mund- und Zahnpflege etc.) verbunden. Die Notwendigkeit, im Zuge der Implementierung eines Expertenstandards, eine Konkretisierung an die Begebenheiten der jeweiligen Pflegepraxis vorzunehmen, ihn also mit „einrichtungsinternem Leben zu füllen", ist sinnvoll und notwendig, erscheint aber hinsichtlich des seitherigen Verständnisses zum Begriff Standard bei den Pflegefachkräften kein einfacher Prozess. Damit Expertenstandards in die Praxis implementiert werden können benötigt es daraus ableitende Verfahrensanweisungen, konkrete Arbeitsabläufe, Dienstanweisungen oder Handlungsabläufe, die nur in der jeweiligen Einrichtung formuliert werden können (Elsbernd, 2009). Dieses methodische Vorgehen mündet in einem „Praxisstandard" und unterscheidet sich nicht nur in der Begrifflichkeit von einem nationalen Expertenstandard (Elsbernd, 2009). Nach Elsbernd (2009) dienen Expertenstandards als Instrumente zur nationalen Qualitätsentwicklung, bei Praxisstandards hingegen handelt es sich um Instrumente für die betriebliche Qualitätsentwicklung.

Nach den ersten Veröffentlichungen von nationalen Expertenstandards häuften sich in der Praxis, Fragen nach Möglichkeiten und Ansätze für eine erfolgreiche Implementierung. In der Fachliteratur sind hierzu eine Vielzahl von Publikationen erschienen. Sie beschäftigen sich mit der praktischen Implementierung bzw. dem konkreten Implementierungsprozess von Expertenstandards, auch einzelner Expertenstandards. Erfahrungen und Ergebnisse werden praxisrelevant aufgezeigt und Anreize für andere Einrichtungen zur Verfügung gestellt (z. B. Oleksiw, 2009; Fischer, 2009). Auf eine tiefergehende Betrachtung dieser Veröffentlichungen wird verzichtet. Im nächsten

Kapitel werden die Qualitätsebenen im Expertenstandard zum Schmerzmanagement vorgestellt.

4.10.4 Qualitätsebenen im Expertenstandard zum Schmerzmanagement

Nachfolgend werden die zentralen Qualitätskriterien aufgezeigt. Dies ist an dieser Stelle insofern wichtig, da sich die Forschungsfragen dieser Studie wesentlich daraus ableiten. Die Anforderungen des Expertenstandards an die Pflegefachkraft lassen sich in der Strukturqualität in die Kriterien „Wissen und fachliche Kompetenz" zum pflegerischen Schmerzmanagement einordnen, die jeweils dem aktuellen Wissensstand („State of Art") in der Pflege anzupassen sind. In der Prozessqualität lassen sich „Pflegerische Interventionen" und „Kooperation mit anderen Berufsgruppen" als Kriterien benennen. Die Ebene der Ergebnisqualität beinhaltet die Evaluation/den Nutzen zum pflegerischen Schmerzmanagement in Bezug auf die Anwendung des Expertenstandards Schmerzmanagement (DNQP, 2004, S. 17).

4.10.5 Schmerzassessment

Die systematische Schmerzeinschätzung wird als Grundvoraussetzung für ein wirkungsvolles und erfolgreiches Schmerzmanagement angesehen. Das DNQP geht davon aus, dass grundlegende Fähigkeiten dazu bereits in der Grundausbildung erworben werden müssen. Eine Vertiefung des Wissens sollte stetig in Fort- und Weiterbildungen erfolgen (Schiemann et al., 2004, S. 18). Die Pflegefachkraft entscheidet selbstständig über den Einsatz von Einschätzungsinstrumenten und differenziert dessen Einsatz bei unterschiedlichen Bewohnergruppen (z. B. bei Menschen mit Demenz) (Schiemann et al., 2004, S. 18). Nicht zuletzt obliegt es der Pflegefachkraft, auf der Grundlage ihres aktuellen Wissensstandes zu entscheiden, inwieweit eine Selbsteinschätzung einer Fremdeinschätzung vorzuziehen, bzw. kohärent zu betrachten ist (Schiemann et al., 2004, S. 18). In den Ausführungen zur Prozessqualität wird auf die systematische und regelmäßig wiederkehrende Erfassung von Schmerzzuständen, Schmerzlokalisation, bzw. von Schmerzintensitäten oder schmerzbedingten Problemen (z. B. Ängste vor Schmerzen oder vor Nebenwirkungen) in Ruhe und in Bewegung durch die Pflegefachkraft hingewiesen (Schiemann et al., 2004, S. 19). Neben der Ersterfassung von Schmerzen des Bewohners unmittelbar zu Beginn des pflegerischen Auftrages, ist ein zeitliches Intervall für eine wiederkehrende Erfassung von Schmerzen festzulegen. Dabei steht nicht nur die Erfassung von bereits vorhandenen Schmerzzuständen im Vordergrund, sondern auch wenn Schmerzen, z.B. im Zusammenhang mit einem operativen Eingriff, zu erwarten sind, um Maßnahmen bereits im Vorfeld einleiten zu können. Einen wichtigen Schwerpunkt in diesem Prozesskriterium für die Pflegefachkraft ist es einschätzen zu können, ob der Bewohner sich zu der Schmerzproblematik noch selbst äußern kann oder nicht. Neben der Erfassung anhand eines standardisierten Instrumentes kommt der gezielten Beobachtung eine eminente Rolle zu (Schiemann et al., 2004, S. 19). Das DNQP verweist darauf, dass es zur systematischen Schmerzeinschätzung keine weiterführenden Kriterien gibt, sondern vielmehr die individuelle Situation bzw. der Lebenskontext (z. B. die Biografie im Umgang mit Schmerzen) betrachtet werden muss (Schiemann et al., 2004, S. 19). In Bezug auf den Pflegeprozess stellt die Schmerzeinschätzung den Ausgangspunkt für weiterführend zu planende Maßnahmen dar und dient als Grundlage einer in diesem Zusammenhang unabdingbaren multiprofessionellen Zusammenarbeit.

4.10.6 Medikamentöse Schmerzbehandlung

Bei der medikamentösen Schmerzbehandlung muss die Pflegefachkraft für ein effektives und wirkungsvolles Schmerzmanagement die grundlegenden Prinzipien kennen. Hierbei finden sich Anforderungen und Kenntnisse für die Auswahl von Medikamenten auf der Grundlage der WHO (Weltgesundheitsorganisation)- Stufenschemas wieder. Der Einsatz von Bedarfsmedikamenten bei Schmerzspitzen, die Möglichkeiten und Unterschiede in den Darreichungsformen sowie die Gefährdung von Abhängigkeiten, muss die Pflegefachkraft ebenfalls kennen (Schiemann et al., 2004, S. 21).

In der Prozessqualität zur medikamentösen Schmerzbehandlung definiert das DNQP einen Grenzwert (Cut-Off-Wert). Ab einem Wert von 4/10 Punkten in der Numerischen Rangskala (NRS) ist bereits mit erheblichen physischen bzw. sozialen Einschränkungen zu rechnen. Bei einem Ergebnis von 3/10 Punkten ist die Pflegefachkraft aufgefordert eine ärztliche Anordnung zur medikamentösen Schmerzbehandlung einzuholen bzw. dieses Ergebnis dem Arzt mitzuteilen (Schiemann et al., 2004, S. 22). Wird eine Schmerzbehandlung durch den Arzt angesetzt oder erweitert, so überwacht die Pflegefachkraft den Erfolg der angesetzten Maßnahme. Hierbei werden feste zeitliche Intervalle für eine gezielte Beobachtung oder direkte Nachfrage beim Bewohner empfohlen, die die Pflegefachkraft kennen muss. Als weiteren Aspekt ist das präventive Handeln der Pflegefachkraft bei zu erwartenden Schmerzen, z. B. bei operativen Eingriffen, bei geplanter Mobilisation oder bei der Wundversorgung benannt (Schiemann et al., 2004, S. 22).

4.10.7 Schmerzmittelbedingte Nebenwirkungen

Die Anforderung an die Pflegefachkraft ist, dass sie mögliche Nebenwirkungen von Schmerzmitteln kennt, einschätzen und zuordnen kann. Neben diesem Wissensstand fordert der Expertenstandard zum Schmerzmanagement Kenntnisse zu prophylaktischen Maßnahmen der Nebenwirkungen bei den Pflegenden (Schiemann et al., 2004, S. 23). Bei der Prozessqualität wird das frühzeitige Erkennen von schmerzmittelbedingten Nebenwirkungen im Zusammenhang mit der Schmerzeinschätzung in den Vordergrund gestellt. Dabei soll die Pflegefachkraft mittels pflegerischer Interventionen mögliche Nebenwirkungen entgegenwirken (z. B. Bewegungsförderung bei Obstipation) (Schiemann et al., 2004, S. 23).

4.10.8 Nichtmedikamentöse Maßnahmen zur Schmerzlinderung

Das Wissen der Pflegefachkraft zu Möglichkeiten der nichtmedikamentösen Schmerzbehandlung ergänzt und erweitert die medikamentöse Schmerzbehandlung als komplementäres Handlungsfeld. Neben der konkreten Indikation für eine nichtmedikamentöse Behandlung (z. B. Kälte- oder Wärmeanwendungen, Lagerungen, Massagen), muss die Pflegefachkraft insbesondere Kontraindikationen, sowie Nebenwirkungen dieser Anwendungen kennen (Schiemann et al., 2004, S. 24). Die Beteiligung des Bewohners bei der Auswahl von nichtmedikamentösen Maßnahmen ist ein zentraler Aspekt in der Prozessqualität. Die Beurteilung des Bewohners oder die Beobachtung der Pflegefachkraft, ob die eingesetzte Maßnahme zu einer subjektiv empfundenen Linderung der Schmerzproblematik führt, ist als ausschlaggebendes Argument für den weiteren Einsatz anzusetzen. Wie auch in anderen Kriterien zur Prozessqualität wird der multiprofessionellen Zusammenarbeit eine wichtige Rolle zugemessen, z. B. Beteiligung einer Physiotherapie (Schiemann et al., 2004, S.24).

4.10.9 Beratungs- und Schulungskompetenz der Pflegefachkräfte

Ein aktueller Wissensstand der Pflegefachkraft, sowie dessen Adaption auf die individuelle Pflegesituation des Bewohners, ist die Grundvoraussetzung für die Beratung und Schulung zum Schmerz. Es geht darum, dem Bewohner bzw. den Angehörigen/Betreuern konkrete und für die jeweilige Situation relevante Bewältigungsstrategien zu vermitteln und anzuleiten. Das Ziel ist, Schmerzintensität oder Schmerzspitzen zu vermeiden bzw. zu reduzieren (Schiemann et al., 2004, S. 25). Die Beratung und Schulung von Bewohnern oder Angehörigen bündelt, in der Prozessqualität sämtliche pflegerische Interventionen zum Schmerzmanagement (Schmerzeinschätzung, medikamentöse Schmerzbehandlung, Nebenwirkungen, nichtmedikamentöse Schmerzbehandlung). In festzulegenden Zeitabständen, in Abstimmung mit beteiligten Berufsgruppen sowie frühzeitig zu Beginn des pflegerischen Auftrages, ist Beratung und Schulung durchzuführen (Schiemann et al., 2004, S. 26). In dem Schulungsauftrag steht ein pragmatischer Umgang zur Schmerzlinderung (z. B. Erlernen von Lagerungsmöglichkeiten) im Vordergrund der Beratung. In der Beratung sind Bewältigungsstrategien, Auswirkungen von Schmerzmedikamenten, Aufklärung über mögliche weitere Risikofaktoren in Verbindung mit Schmerzzuständen (z. B. Kontrakturen aufgrund von Bewegungsmangel) weitere wichtige Aspekte (ebd.).

4.10.10 Anforderungen an die stationäre Einrichtung

Neben den fachlichen Anforderungen an die Pflegefachkraft, werden im Expertenstandard organisatorische Notwendigkeiten, welche die Einrichtungen zur Implementierung zur Verfügung stellen muss, beschrieben. Der Fokus dieser Arbeit liegt allerdings auf der Betrachtung der Sichtweisen der Pflegefachkräfte, so dass die im Expertenstandard genannten organisatorischen Notwendigkeiten an dieser Stelle benannt, allerdings nicht weiter verfolgt werden:

- Die Einrichtung stellt die für die Zielgruppe definierten Einschätzungs- und Dokumentationsunterlagen zur Verfügung
- Die Einrichtung erarbeitet eine berufsübergreifende Verfahrensregelung zur medikamentösen Schmerzbehandlung
- Die Einrichtung stellt die für die Beratung und Schulung notwendigen Unterlagen und Dokumentationen zur Verfügung (Schiemann et al., 2004, S.17).

Auf der Grundlage der obigen Ausführungen lassen sich folgende Anforderungen an die Pflegefachkraft zusammenfassen, die im Übrigen in allen anderen Expertenstandards gleichermaßen wiederzufinden sind (Messer, 2008, S. 21):

- Aktuelles Fachwissen zum Thema (Strukturqualität)
- Risikoeinschätzungen/Durchführung von Assessments (Prozessqualität)
- Beratung und Schulung zum Thema (Prozessqualität)

- Multidisziplinäre Zusammenarbeit (Prozessqualität)
- Evaluation/Bewertung der eingesetzten pflegerischen Interventionen (Ergebnisqualität).

Nach diesem theoretischen Teil wird nun die Methodik der Forschungsarbeit vorgestellt. Neben den Forschungsfragen, wird das Forschungsdesign, das Messinstrument, die Auswahl der Stichprobe, die Planung und Durchführung der Studie sowie ethische Aspekte vorgestellt.

5. Methodik

Der Zugang zu den Einrichtungen erfolgte in Zusammenarbeit mit der Baden- Württembergischen Krankenhausgesellschaft e.V. (BWKG). Dieser Trägerverband bietet einen Zusammenschluss von derzeit 406 Trägern mit ihren Einrichtungen. In Baden-Württemberg zählen 235 Krankenhäuser, 426 Pflegeeinrichtungen sowie 110 Rehabilitationseinrichtungen zu den freiwilligen Mitgliedern der BWKG, unabhängig von Rechtsform und Trägerstruktur (BWKG, 2012). Zu den wesentlichsten Aufgaben der BWKG gehört es, die Interessen ihrer Mitglieder in der Öffentlichkeit, gegenüber der Politik zu vertreten. Das Aufgabenspektrum reicht von der individuellen Beratung bis hin zu der Positionierung und Bearbeitung grundsätzlicher Themen des Gesundheitswesens (BWKG, 2012). Die stationären Einrichtungen, die sich zur Teilnahme an der Studie bereit erklärt haben, wurden einer der drei folgenden Kategorien (Einschlusskriterien) zugeordnet. Weitere Ein- oder Ausschlusskriterien wurden nicht festgelegt.

- Einrichtungen, die den Expertenstandard Schmerzmanagement bis 2008 eingeführt haben (Gruppe A)
- Einrichtungen, die den Expertenstandard Schmerzmanagement ab 2009 eingeführt haben (Gruppe B)
- Einrichtungen, die den Expertenstandard Schmerzmanagement zum Zeitpunkt der Studie nicht eingeführt haben (Gruppe C)

Auf die Formulierung von Forschungshypothesen wurde zu Beginn dieser Arbeit verzichtet. Bortz und Döring (2006) führen aus, dass die Formulierung einer Forschungshypothese auf einem klaren theoretischen Konstrukt basieren muss bzw. aus wissenschaftlichen Theorien abgeleitet wird (S. 492). Für das hier vorliegende Forschungsinteresse liegen derzeit noch zu wenig wissenschaftliche Theorien bzw. zu wenig aktuelles Wissen vor, um diesem Anspruch gerecht werden zu können. Für den weiteren Fortgang wurde der Fokus auf die Forschungsfragen gelegt, die nun nachfolgend vorgestellt werden.

5.1 Forschungsfragen

Mit der Untersuchung sollen die folgenden Fragen beantwortet werden:

- Über welches Wissen verfügen Pflegefachkräfte in Bezug auf Schmerzen und Schmerzmanagement in stationären Altenpflegeeinrichtungen in Baden-Württemberg? Gibt es Unterschiede in den Gruppen A, B und C beim Wissen zu Schmerzen bzw. dem Schmerzmanagement bei den befragten Pflegefachkräften in stationären Altenpflegeeinrichtungen in Baden-Württemberg?

- Welche pflegerischen Maßnahmen zum Schmerzmanagement führen Pflegefachkräfte in stationären Altenpflegeeinrichtungen in Baden-Württemberg durch? Gibt es Unterschiede in den Gruppen A, B und C bei der Häufigkeit der Maßnahmen zum Schmerzmanagement bei den befragten Pflegefachkräften in stationären Altenpflegeeinrichtungen in Baden-Württemberg?

- Welche pflegerischen Maßnahmen zur interdisziplinären Zusammenarbeit führen Pflegefachkräfte in stationären Altenpflegeeinrichtungen in Baden-Württemberg durch? Gibt es Unterschiede in der Häufigkeit der Maßnahmen in den Gruppen A, B und C bei der interdisziplinären Zusammenarbeit mit Ärzten und Therapeuten bei den befragten Pflegefachkräften in stationären Altenpflegeeinrichtungen in Baden-Württemberg?

- Wie beurteilen Pflegefachkräfte den praktischen Nutzen des pflegerischen Schmerzmanagements nach der Implementierung des Expertenstandards zum Schmerzmanagement in stationären Altenpflegeeinrichtungen in Baden-Württemberg?

5.2 Forschungsdesign

Eine quantitative und komparative Querschnittsstudie stellt das Forschungsdesign dieser Forschungsarbeit dar. Für die Datenerhebung erfolgt eine Kombination von quantitativer und qualitativer Forschung in Form einer methodenübergreifenden Triangulation, die nachfolgend begründet wird. Der gewählte Methodenmix untergliedert sich in zwei Aspekte:

- Experteninterviews zur Generierung des Fragebogens für die Pflegefachkräfte (qualitative Erhebung)
- Fragebogen für die Pflegefachkräfte (quantitative Erhebung)

Die gewählte Triangulation der eingesetzten Methoden zur Beantwortung der Forschungsfragen untermauert insbesondere den partizipativen Evaluationsansatz, der im theoretischen Teil bereits ausführlich vorgestellt wurde. Um die Sichtweisen der Pflegefachkräfte zum Expertenstandard Schmerzmanagements bzw. zum aktuellen Stand des pflegerischen Schmerzmanagement in Einrichtungen der stationären Altenhilfe in einer möglichst hohen Anzahl eruieren zu können, wurde eine quantitative Befragung mit Hilfe eines Fragebogens gewählt. Da im Rahmen der Literaturrecherche kein geeignetes Instrument gefunden werden konnte, wurden für die Entwicklung dieses Fragebogens im Vorfeld, vier qualitative Experteninterviews geführt.

5.3 Messinstrumente

In den nachfolgenden Ausführungen werden die Entwicklung und die Inhalte der beiden Messinstrumente, der Interviewleitfaden sowie der Fragebogen vorgestellt. Darüber hinaus werden die Methoden der jeweiligen Datenauswertungen beschrieben.

5.3.1 Interviewleitfaden

Im dem ersten qualitativen Teil der Datenerhebung wurden halbstrukturierte (semistrukturierte) Interviews geführt. Diese wurden bei zwei Experten durchgeführt, die den Expertenstandard eingeführt haben und bei zwei Experten, die diesen zum Zeitpunkt der Studie nicht eingeführt haben. Es handelt sich bei der Auswahl der Interviewart um ein Experteninterview in Form eines Leitfadeninterviews (Mayer, 2007, S. 177; Flick, 2006, S. 219). Mayer (2007) beschreibt, dass ein Experteninterview eine gute Methode darstellt, um komplexe Wissensbestände von Personen zu erfragen, die in einem bestimmten Arbeitsumfeld tätig sind. Sie führt weiter aus, dass das Experteninterview geeignet ist, um ein spezifisches Kontextwissen zu eruieren und zur Entwicklung von Konzepten, oder wie hier, einem Fragebogen dienlich ist (S. 183). Bei den ausgewählten Pflegeexperten handelt es sich um Pflegefachkräfte mit einer dreijährigen Grundausbildung in der Pflege, die zum Zeitpunkt der Befragung eine leitende Stelle als verantwortliche Pflegefachkraft (Pflegedienstleitung) in einer stationären Pflegeeinrichtung haben. Weitere Ein- oder Ausschlusskriterien wurden nicht definiert. Wie oben schon ausgeführt, brachte die durchgeführte Literaturrecherche kein geeignetes Instrument für die quantitative Befragung hervor. Aus diesem Grund wurde ein Fragebogen entwickelt. Die qualitativen Interviews mit den Pflegedienstleitungen sollen hierzu einen wesentlichen Beitrag leisten. Zudem korrespondiert diese erste Datenerhebung mit dem partizipativen Ansatz dieser Evaluationsstudie. In der Pflegeforschung hat das qualitative Interview einen besonderen Stellenwert, da diese Form einen tieferen Einblick in bestimmte Phänomene oder Situationen (hier dem pflegerischen Schmerzmanagement) zulässt und die subjektiven Erfahrungen ergründet. (Mayer, 2007, S. 177). Für die Entwicklung eines Fragebogens für die Pflegefachkräfte sind diese Erfahrungen und Sichtweisen der leitenden Pflegefachkräfte zum pflegerischen Schmerzmanagement (Expertenwissen) somit ein essenzielles Gut. In der Evaluationsforschung kommt dieser Interviewmethode, aufgrund der starken Zielgruppenorientierung und der pragmatischen Herangehensweise (Leitfaden und Datenauswertung), eine besondere Wichtigkeit zu (Flick, 2006, S. 220). Die Frage, die an dieser Stelle zu beantworten ist: Was weist die Pflegedienstleitungen als Experten im pflegerischen Schmerzmanagement aus? Mayer (2007) hält in diesem Zusammenhang fest, dass als Experten oft Mitarbeiter im oberen und im mittleren Management angesehen werden, da sie über ein spezifisches und fundiertes „Insiderwissen" verfügen (S. 183). Leitende Pflegepersonen, also auch Pflegedienstleitungen in der stationären Altenpflege, übernehmen in der Implementierungsphase eines Expertenstandards eine zentrale Funktion. Für die Umsetzung des Wissens sind neben der Initiierung und Planung entsprechender Fort- und Weiterbildungen für die Pflegenden hausindividuelle Verfahrensregelungen/Dienstanweisungen zu erarbeiten, in die Praxis zu implementieren und in regelmäßigen Abständen zu evaluieren. Darüber hinaus stellt die Pflegedienstleitung eine initiierende und koordinierende Rolle in Bezug auf die Zusammenarbeit und Kooperation mit anderen Berufsgruppen zum pflegerischen Schmerzmanagement (z. B. Ärzte, Therapeuten) dar. Die Einführung und Umsetzung des Expertenstandards stellt eine gemeinsame Aufgabe der Hausleitung, der Pflegedienstleitung und der beteiligten Pflegefachkräfte sowie weiterer Berufsgruppen dar (Schiemann et al., 2004, S. 15). Unter dieser Prämisse ist eine Pflegedienstleitung in einer stationären Altenpflegeeinrichtung also seitens ihrer übertragenden leitenden und steuernden Aufgaben als Experte anzusehen. Flick (2006, S. 218) und Mayer (2007, S. 183) führen bei der Frage, wer im Zusammenhang mit einem Experteninterview als Experte angesehen werden kann aus, dass die Antworten sehr unterschiedlich sind und dies in Abhängigkeit vom Forschungsgegenstand zu sehen und zu bewerten ist. In dieser Forschungsstudie steht der aktuelle Stand des pflegerischen Schmerzmanagements in Bezug zu der Einführung des nationalen Expertenstandards Schmerzmanagement aus Sicht der Pflegefachkräfte im Vordergrund. Es wird an dieser Stelle davon ausgegangen, dass die Pflegedienstleitung einer stationären Altenpflegeeinrichtung mit der Implementierungsphase die notwendigen Maßnahmen zur wirkungsvollen und dauerhaften Umsetzung in die Pflegepraxis wesentlich initiiert und plant (Schiemann et al., 2004, S. 17). Die Aussagen der Pflegefachkräfte im Ergebnis dieser Arbeit können aufzeigen, inwieweit die ergriffenen Maßnahmen durch die Pflegedienstleitungen im Bereich der stationären Altenpflege eine nachhaltige Veränderung der Pflegepraxis erreicht bzw. noch nicht erreicht haben.

Für die Durchführung der Experteninterviews wurde ein Interviewleitfaden entwickelt. Die darin enthaltenden Leitfragen sind einerseits Ergebnisse aus der Literaturrecherche und andererseits abgeleitete Fragestellungen aus den oben beschriebenen Kriterien im Expertenstandard Schmerzmanagement und seinen dazugehörigen theoretischen Ausführungen (Schiemann et al., 2004, S. 17 ff.; Mayer, 2007, S. 187). Der Interviewleitfaden gliedert sich in vier fachspezifische Themen zum pflegerischen Schmerzmanagement:

- Aktuelles Wissen der Pflegefachkräfte zum pflegerischen Schmerzmanagement
- Aktuelle pflegerische Interventionen der Pflegefachkräfte und Kooperation mit Ärzten und weiteren Berufsgruppen zum pflegerischen Schmerzmanagement
- Nutzen des pflegerischen Schmerzmanagements
- Nutzen nationaler Expertenstandards für die Pflegepraxis

In allen der vier Themenbereiche wurden drei bis fünf Leitfragen formuliert. Eine informierte Zustimmung sowie Hinweise zum Gesprächsablauf (Einstieg, Begrüßung, Verabschiedung etc. als weitere Hilfestellung für den Interviewer) sind weitere Bestandteile im Interviewleitfaden. Um die Praktikabilität sowie die Verständlichkeit der Fragestellungen und den Gesprächsablauf zu testen, wurden im Vorfeld der vier Experteninterviews zwei Probeinterviews mit Pflegedienstleitungen einer stationären Altenpflegeeinrichtung durchgeführt.

5.3.2 Probe der Experteninterviews

Nach der Durchführung der Probeinterviews wurde auf der Grundlage der Rückmeldungen der Pflegedienstleitungen der Interviewleitfaden an einer Stelle angepasst. Bei der Frage nach der „Zusammenarbeit und Kooperation mit den Ärzten zum pflegerischen Schmerzmanagement" (Version 1) wurde diese Frage um den Aspekt „Ärzte und weitere Berufsgruppen" (Version 2) erweitert. Zudem wurden einzelne Fragestellungen innerhalb der vier Themenkomplexe in ihrer Reihenfolge umgestellt. Ansonsten erwies sich der Interviewleitfaden als praktikabel und in den Fragestellungen zielführend. Nach Abschluss der Probeinterviews wurden die vier Experteninterviews durchgeführt.

5.3.3 Datenauswertung der Experteninterviews

Wie bereits oben ausgeführt, unterliegen Experteninterviews in der Evaluationsforschung einer pragmatischen Vorgehensweise (Flick, 2006, S. 218). Dies impliziert nicht nur die Interviewführung, sondern auch die Datenauswertung. Vor dem Hintergrund, dass die Experteninterviews als Zugang zur Entwicklung eines Fragebogens für die Pflegefachkräfte geführt wurden, besteht zu Recht die Frage nach dem Maß der erforderlichen Transkription der erhobenen Daten. Nach Abwägung von Aufwand und Nutzen wurde entschieden, nur Anteile aus den geführten Interviews zu transkribieren, die eine relevante Antwort auf die gestellte Frage im Interviewleitfaden darstellen. Nach erfolgter Transkription wurden die Daten in das Auswertungsprogramm MAXQDA 10 übertragen. Zur Analyse der Daten wurde die inhaltliche Strukturierung nach Mayring gewählt (1993, S. 83). Mayring (1993) führt aus, dass das Ziel inhaltlicher Strukturierung ist, bestimmte Themen, Inhalte oder Aspekte aus dem gesammelten Material herauszufinden und zusammenzufassen. Dabei müssen auf einer theoretischen Grundlage, Kriterien benannt und beschrieben werden (S. 83). Er führt weiter aus, dass dazu zwei Kategorien, eine Haupt- sowie eine Unterkategorie angezeigt sind (ebd.). Diese Logik soll hier zur Anwendung kommen. Die theoretische Grundlage bildet der Interviewleitfaden, der aus der zuvor durchgeführten Literaturrecherche bzw. aus dem Expertenstandard Schmerzmanagement, entwickelt wurde. Die inhaltlichen Hauptkategorien zum Schmerzmanagement die sich daraus ableiteten, wurden bereits weiter oben vorgestellt. Zunächst wurden alle transkribierten Textpassagen im MAXQDA den vorhandenen theoretischen Hauptkategorien in einer deduktiven Vorgehensweise zugeordnet. Die Hauptkategorien wurden zur besseren Orientierung farblich markiert und kodiert. Es erfolgte in der Datenanalyse stets eine klare Trennung zwischen den Einrichtungen, die den Expertenstandard Schmerzmanagement eingeführt haben und denen, die diesen zum Zeitpunkt der Studie nicht implementiert haben. Nach erster Zuordnung des Datenmaterials wurden in einem weiteren Schritt Subkategorien gebildet, um die vorhandenen Textpassagen differenzierter und nun in einer induktiven Vorgehensweise zuzuordnen. Die Subkategorien entstanden auf der Grundlage der Aussagen bzw. der geäußerten und aufgezeigten Zusammenhänge der Interviewpartner, zum pflegerischen Schmerzmanagement. Beispielsweise ergab sich aus der Hauptkategorie „Pflegerische Interventionen im Schmerzmanagement" die Subkategorie „Gabe von Bedarfsmedikation" oder die Subkategorie „Beachtung von Nebenwirkungen" oder „Beachtung der Biografie zur Schmerzeinschätzung". Für die Hauptkategorie „Wissen und Kompetenz" entstand beispielsweise die Subkategorie „Wissensquellen der Pflegefachkräfte". Nach der erfolgten Zuordnung des Datenmaterials zu den Subkategorien wurden Textpassagen, die bis dato noch keine direkte Zuordnung zu einer Kategorie gefunden haben, weiteren „Ausweichkategorien" zugeordnet. Diese zuletzt genannte Kategorienbildung leitete sich aus den Aussagen der Interviewpartner ab und bündelte diese (z. B. „Externe Qualitätsprüfungen durch Heimaufsicht und Medizinischer Dienst der Krankenversicherung" oder „Grundausbildung in der Pflege"). Dieses Kriterium wurde für die Formulierung der Fragen im Fragebogen nicht verwendet, da diese zur Beantwortung der hier gestellten Forschungsfragen nicht relevant sind.

Für die Formulierung der Fragen für den Fragebogen wurden alle gebildeten Subkategorien herangezogen. Die theoretischen Hauptkategorien bildeten im Fragebogen weiterhin den thematischen Rahmen. Nachfolgend werden nun die Entwicklung und der Aufbau des Fragebogens beschrieben.

5.3.4 Fragebogen der quantitativen Untersuchung

Wie bereits ausgeführt, brachte die durchgeführte Literaturrecherche kein geeignetes Instrument für die schriftliche Befragung der Pflegefachkräfte hervor. Auf der Grundlage der Literaturrecherche sowie auf Grundlage der durchgeführten Experteninterviews, wurde ein eigener Fragebogen für die zweite Datenerhebungsphase entwickelt, der das hier gestellte Thema möglichst objektiv, zuverlässig und praktikabel erfragen möchte (Brandenburg et al., 2007, S. 96). Die Entwicklung des Fragebogens folgte somit sowohl einer deduktiven (aus der Literaturrecherche) als auch einer induktiven (aus den Experteninterviews) Vorgehensweise.

Innerhalb von postalischen Befragungen müssen die Fragestellungen, die Antwortmöglichkeiten sowie die verbindenden Textteile leicht nachvollziehbar, selbsterklärend und der zu befragenden Gruppe, unabhängig vom Bildungsstand der Befragten entsprechend angepasst sein (Stockmann, 2007, S. 250). Die Fragen sollen den Befragten zur selbstständigen Bearbeitung befähigen (Mayer, 2007, S. 158). Die Fragestellungen müssen darüber hinaus möglichst kurz und bezogen auf das Forschungsthema hinreichend präzise formuliert sein (Dieckmann, 2009, S. 479). Der hier entwickelte Fragebogen beinhaltet insgesamt 17 Fragestellungen zum pflegerischen Schmerzmanagement und orientiert sich in seiner Struktur zum einen an der einschlägigen Literatur (Stockmann, 2007, S. 251 ff; Dieckmann, 2009, S. 483 ff.; Porst, 2011, S. 31 ff.) zum anderen analog dem thematischen Aufbau im Interviewleitfaden. Der Fragebogen beinhaltet geschlossene als auch offene Fragestellungen zu folgenden Themen:

- Aktuelles Wissen der Pflegefachkräfte zum pflegerischen Schmerzmanagement
- Aktuelle pflegerische Interventionen der Pflegefachkräfte und Zusammenarbeit mit Ärzten und Therapeuten zum pflegerischen Schmerzmanagement
- Nutzen des pflegerischen Schmerzmanagements.

Mayer (2007) führt zu schriftlichen Befragung weiter aus, dass im Rahmen von postalischen Befragungen die Untersuchungssituation „nicht kontrolliert" werden kann. Eine Beeinflussung des Forschers auf das Ausfüllen des Fragebogens ist nicht möglich (S. 158). Den beteiligten Einrichtungen wurde als Hilfestellung ein „Leitfaden zur Datenerhebung" an die Hand gegeben. Die darin enthaltenen Hinweise zum Fragebogen dienten dazu, den Befragten ihre Aufgabe näher zu erläutern (Porst, 2011, S. 45). Dieser Leitfaden beinhaltete z. B. Angaben zu der Frage, wer den Fragebogen erhält und wer nicht (z. B. Pflegedienstleitungen wurden von der Befragung ausgeschlossen), Angaben zur Anonymität oder eine Antwort auf die Frage, ob der Stellenanteil der Pflegefachkräfte relevant ist. Weiter wurden im Leitfaden Tipps zur Datenerhebung gegeben, z. B. Aufstellen einer Sammelbox oder Rücksendung der Fragebogen.

5.3.5 Pretest des Fragebogens

Für die Durchführung des Pretests wurde eine stationäre Einrichtung ausgewählt, die im Trägerverbund, in dem der Autor tätig ist, angesiedelt ist. Die Einrichtung unterhält insgesamt 138 stationäre Pflegeplätze, verteilt auf insgesamt vier Wohnbereiche. Die Auswahl der Einrichtung erfolgte zufällig nach Bereitschaft zur Teilnahme. Die Durchführung des Pretests wurde frühzeitig angekündigt. Es wurden zehn Pflegefachkräfte in zwei Wohnbereichen gebeten, sich am Pretest zu beteiligen. Alle Pflegefachkräfte stimmten nach Zusicherung der Anonymität zu. Den Pflegefachkräften wurden die Ziele und die Methodik der Studie, insbesondere die Notwendigkeit eines Pretests, erläutert. Nach dem Ausfüllen des Fragebogens wurde dieser mit den Pflegefachkräften in einer gemeinsamen Reflexionsrunde ausgewertet. Die Pflegefachkräfte schilderten, dass die Fragestellungen im Fragebogen verständlich formuliert sind. Die erwartete Bearbeitungszeit von zehn Minuten konnte durch den Pretest bestätigt werden. Die Reihenfolge der Fragen war für die Pflegefachkräfte nachvollziehbar. Die gewählten Auswahlmöglichkeiten bei den geschlossenen Fragen wurden als verständlich beschrieben, ebenso die gewählte Form der offenen Fragestellungen.

In dem nächsten Kapitel wird nun die Vorgehensweise der Datenauswertung der quantitativen Befragung beschrieben.

5.3.6 Datenauswertung der quantitativen Befragung

Die Datenauswertung der quantitativen Befragung wurde in zwei Schritten durchgeführt. Zum einen die Auswertung der offen gestellten Fragen, und zum zweiten die Auswertung der geschlossenen Fragestellungen. Wie bereits oben ausgeführt, wurden im Fragebogen insgesamt 17 Fragestellungen an die Pflegefachkräfte zum pflegerischen Schmerzmanagement formuliert. Sieben Fragen davon sind offene, zehn sind geschlossene Fragestellungen mit definierten Antwortmöglichkeiten (nie – selten – häufig – immer). Die Auswertung der Daten erfolgte auf der Grundlage des Verfahrens der deskriptiven Statistik. In Anbetracht der Forschungsfragen wurde zur Datenauswertung der offenen Fragestellungen in Anlehnung an die inhaltliche Strukturierung von Mayring (1993, S. 83), wie schon bei der Auswertung der Experteninterviews, eine inhaltliche Kategorisierung vorgenommen. Als weiteren Schritt wurden in einer einfachen Aufzählung die am häufigsten genannten Antworten der Befragten angeführt. Die Auswertung der offenen Fragen erfolgte in Excel. Für die Auswertung der offenen Fragestellungen wurden in deduktiver Vorgehensweise Kategorien beschrieben, die sich aus dem Expertenstandard Schmerzmanagement (Schiemann et al., 2004) und aus den Ausführungen von Carr et al. (2010) zum pflegerischen Schmerzmanagement ableiten.

Für die Datenauswertung der geschlossenen Fragestellungen wurde ein statistisches Analyseverfahren mit Hilfe des Statistikprogramms SPSS, Version 20, verwendet. Nach der Dateneingabe aller zurückgesendeten Fragebögen erfolgte in einer ersten Berechnung der Analyseschritt der deskriptiven Statistik in Form von Häufigkeiten und Mittelwerten. In der zweiten Berechnung wurde zur Bestimmung eines möglichen signifikanten Unterschiedes zwischen den Einrichtungen, die den Expertenstandard Schmerzmanagement eingeführt (Gruppe A und Gruppe B) und denen, die zum Zeitpunkt der Studie nicht eingeführt haben (Gruppe C) in SPSS die Funktion des Chi-Quadrat Testes nach Pearson durchgeführt. Die Berechnung des Chi-Quadrates soll zur Beantwortung der gestellten Forschungsfragen eine nachhaltige statistische Sicherheit dienen, da ein in einer Tabelle erkennbarer Unterschied aufgrund der prozentualen Häufigkeiten nicht als gesichert angesehen werden kann (Janssen et al., 2005, S. 254). Der Chi-Quadrat untersucht, ob die unabhängige Variable (Expertenstandard zum Schmerzmanagement) und die abhängige Variable (z. B. die Wissenserweiterung der Pflegefachkräfte oder die Häufigkeit von Schmerzeinschätzungen), ausgehend von der Stichprobenbeobachtung voneinander unabhängig sind oder nicht (ebd.). Ausgehend von der Nullhypothese (H0) in der Berechnung des Chi-Quadrat-Tests, die zunächst davon ausgeht, dass kein Zusammenhang zwischen den untersuchten Variablen besteht, wird die Gegenhypothese (H1) mit der Annahme, dass ein Zusammenhang besteht, gegenübergestellt (Janssen et al., 2005, S. 254). In der Berechnung wird ein Signifikanzwert festgelegt, d. h. die Wahrscheinlichkeit dass H1 angenommen wird. Wird die Nullhypothese (H0) verworfen, also ein Unterschied als signifikant beschrieben, so besteht gleichzeitig eine Irrtumswahrscheinlichkeit (Janssen et al., 2005, S. 254). In der Literatur und in dieser Arbeit wird hierbei von einem 5 %-Signifikanzniveau und weniger ausgegangen. Ist dieser erreicht, so kann von einem signifikanten Unterschied gesprochen werden. Bei einem 1 %-Signifikanzniveau oder weniger wird von einem „hoch" signifikanten Unterschied ausgegangen (Janssen et al., 2005, S. 254; Bortz und Döring, 2006, S. 494). Um den Grad des Zusammenhangs, also das Zusammenhangsmaß in Form einer Maßzahl zu quantifizieren, wird als dritter Berechnungsschritt der Kontingenzkoeffizient (C) nach Pearson hinzugefügt (Janssen et al., 2005, S.

262). Dieser liefert einen Wert zwischen 0 und 1. Werte die gegen 0 tendieren, bezeichnen einen schwachen Zusammenhangsgrad. Werte die gegen 1 gehen, können als starken Zusammenhangsgrad beschrieben werden (Janssen et al., 2005, S. 262). Für diese Studie werden Werte unter 0,5 als „schwacher" Zusammenhang bzw. leichte Verbesserung beschrieben. Werte über 0,5 ergeben einen „starken" Zusammenhang bzw. eine deutliche Verbesserung. Der durchgeführte Signifikanztest lässt jedoch keine Rückschlüsse auf eine Kausalität zu. Diese ist im theoretischen Kontext zu erörtert. (ebd.). Die Voraussetzung für die Durchführung des Chi-Quadrat-Test ist, dass die erwartete Häufigkeit n>5 ist (Janssen et al., 2005, S. 262). Trifft dies nicht zu, also war die erwartete Häufigkeit n<5, so wurden Antwortmöglichkeiten zusammengefasst. In diesem Fall wurden die Antwortmöglichkeiten „nie" und „selten" zusammengefasst, um erwartete Häufigkeiten über fünf zu erzielen. Für die Darstellung der Ergebnisse wurden vorwiegend Kreuztabellen berechnet, da in dieser Darstellungsform alle drei untersuchten Einrichtungsgruppen übersichtlich dargestellt werden können.

5.4 Auswahl der Stichprobe

In die Untersuchung eingeschlossen waren Pflegefachkräfte aus stationären Altenpflegeeinrichtungen in Baden-Württemberg. Es wurden Pflegefachkräfte in Einrichtungen der stationären Altenhilfe befragt, in denen die Implementierung des nationalen Expertenstandards zum Schmerzmanagement bis 2008 erfolgte (Gruppe A), ab 2009 erfolgte (Gruppe B) oder zum Zeitpunkt der Studie noch nicht implementiert war (Gruppe C). Die Stichprobenauswahl der Pflegefachkräfte orientierte sich an einer gesteuerten, gezielten bzw. bewusst gewählten Auswahl (Brandenburg et al., 2007, S. 129; Mayer, 2007, S. 283).

Zur Festlegung der Stichprobengröße wurden Ein- und Ausschlusskriterien definiert. Pflegefachkräfte konnten an der Studie teilnehmen, wenn sie eine dreijährige Grundausbildung in der Alten-, Kranken- oder Kinderkrankenpflege absolviert haben. Der Zeitpunkt des Berufsabschlusses bildete kein Ein- oder Ausschlusskriterium. Ein weiteres Einschlusskriterium bestand darin, dass die Pflegefachkräfte zum Zeitpunkt der Datenerhebung in der direkten Pflege, also in einem täglichen praxisnahen Umgang mit dem pflegerischen Schmerzmanagement sein mussten. Der Beschäftigungsumfang der Pflegefachkräfte bildete kein Ein- oder Ausschlusskriterium. Die Leitungskräfte in den teilnehmenden Einrichtungen waren, bis auf die Ausnahme der Wohnbereichsleitungen, da davon ausgegangen wird, dass diese Leitungsgruppe den überwiegenden Anteil ihrer Beschäftigung in der direkten Pflege tätig ist, von der Studienteilnahme ausgeschlossen. Ebenfalls ausgenommen waren Mitarbeiter in der sozialen Betreuung oder im Sozialdienst.

5.5 Ethische Aspekte der Studie

Bei ethischen Aspekten steht im Mittelpunkt, wie der Forscher den teilnehmenden Probanden gegenüber tritt (Schnell, 2007, in Brandenburg et al., 2007, S. 169). Aufgrund des hier genannten Forschungsinteresses wurde auf die Hinzunahme eines Ethikrates verzichtet. Im Vorfeld der Datenerhebungen wurden Grundsätze für die qualitative als auch für die quantitative Datenerhebung formuliert, die nachfolgend aufgezeigt werden:

- Die Teilnahme an dem Forschungsprojekt ist freiwillig. Dies gilt für die Interviews gleichermaßen wie für die schriftliche Befragung der Pflegefachkräfte. Beide Datenerhebungen werden erst dann durchgeführt, wenn die freiwillige Teilnahme in Form einer schriftlichen Dokumentation vorliegt.
- Vor Beginn der qualitativen Datenerhebung liegt eine informierte Zustimmung vor. Die Teilnehmer sind über dessen Notwendigkeit informiert und bestätigen dies mit ihrer Unterschrift. Vor Beginn der quantitativen Datenerhebung liegt eine Zustimmung der Altenpflegeeinrichtung vor.
- Während der qualitativen Interviews haben die Teilnehmer das ausdrückliche Recht das Gespräch jederzeit und ohne Angaben von Gründen zu beenden.
- Für die quantitative Datenerhebung wird im Fragebogen ein Begleitschreiben angeführt, indem die Anonymität der Daten zugesichert wird.
- Die stationären Pflegeeinrichtungen, die sich bereits zur quantitativen Datenerhebung angemeldet haben, haben jederzeit ohne Angaben von Gründen das Recht ihre Teilnahme zurückzuziehen.
- Alle erhobenen Daten werden nicht manipuliert und in der Datenauswertung den korrekten Quellen zugeordnet. Alle Daten werden kodiert, sodass kein Rückschluss auf die Probanden möglich ist.

- Die Teilnehmer sind über Ziele und Intention der Studie umfassend informiert.

Neben diesen ethischen Grundsätzen, auf dessen Einhaltung im Studienverlauf stringent geachtet wurde, wurden weiterführende Leitsätze aus der Evaluationsforschung formuliert. Für die Durchführung einer Evaluation stellt das „Joint Committee on Standards for Educational Evaluation" Evaluationsstandards zur Verfügung, nach diesen eine Evaluation durchgeführt werden sollte (Sanders 2006, S. 34). Diese werden nachfolgend kurz genannt. Auf eine tiefergehende Beschreibung an dieser Stelle wird verzichtet und auf die Ausführungen der Joint Committee (Sanders, 2006) verwiesen:

- Nützlichkeitsstandards: „Diese sollen sicherstellen, dass sich eine Evaluation an Informationsbedürfnissen der vorgesehenen Evaluationsnutzer ausrichtet". (Sanders, 2006, S. 51).
- Durchführbarkeitsstandards: „Diese sollen sicherstellen, dass eine Evaluation realistisch, gut durchdacht, diplomatisch und kostenbewusst ausgeführt wird" (Sanders, 2006, S. 91).
- Korrektheitsstandards: „Diese sollen sicherstellen, dass eine Evaluation rechtlich und ethisch korrekt durchgeführt wird und dem Wohlergehen der in die Evaluation einbezogenen und auch der durch die Ergebnisse betroffenen Personen gebührende Aufmerksamkeit widmet" (Sanders, 2006, S. 111).
- Genauigkeitsstandards: „Diese sollen sicherstellen, dass eine Evaluation über die Güte und/oder die Verwendbarkeit des

evaluierten Programms fachlich angemessene Informationen hervorbringt und vermittelt" (Sanders, 2006, S. 159).

6. Planung und Durchführung der Datenerhebung

Nachdem die Methodik der Arbeit vorgestellt wurde, folgen nun Ausführungen zur Planung und Durchführung der Datenerhebung. Begonnen wird mit der qualitativen Datenerhebung, den Experteninterviews.

6.1 Qualitative Datenerhebung

Der Zugang zu den Pflegedienstleitungen für die Probeinterviews erfolgte innerhalb des Altenhilfeträgers in dem der Autor als Qualitätsmanagementbeauftragter seit 2008 tätig ist. Bei den Probeinterviews wurde darauf geachtet, dass eine Pflegedienstleitung befragt wurde, die den Expertenstandard Schmerzmanagement eingeführt hat und eine, die diesen zum Zeitpunkt der Studie nicht eingeführt hat. Die beiden Pflegedienstleitungen wurden im Vorfeld mittels eines Informationsschreibens über das Forschungsprojekt sowie über das Interview selbst informiert (Anlagen eins und zwei). Vor Beginn erfolgte von beiden Pflegedienstleitungen eine informierte Zustimmung. In diesem Zusammenhang wurde auf die Anonymität der erhobenen Daten hingewiesen. Im Verlaufe des Gespräches wurde stringent darauf geachtet, dass im Zusammenhang mit den Fragestellungen kein direkter Bezug oder konkrete Beispiele aus der bestehenden beruflichen Zusammenarbeit erörtert wurden. Der Vorteil dieser Rollenbeziehung besteht allerdings auch darin, dass der Interviewer durch den beruflichen Kontakt bereits ein Vertrauensverhältnis, einen Vertrauensvorschuss innehat (Mayer, 2007, S. 184).

Das Gespräch mit beiden Pflegedienstleitungen wurde rechtzeitig terminiert, das Gespräch fand in der jeweiligen stationären Einrichtung, in einer ruhigen Atmosphäre statt und dauerte jeweils ca. 60 Minuten. Das Gespräch wurde auf Tonband aufgezeichnet, beide Pflegedienstleitungen waren unter Berücksichtigung der zugesicherten Anonymität damit einverstanden.

Nach Abschluss der Probeinterviews und nach inhaltlicher Anpassung des Interviewleitfadens, wie weiter oben ausgeführt, wurden die vier Experteninterviews durchgeführt. Der Zugang zu diesen Pflegedienstleitungen erfolgte im unmittelbaren Umfeld bei Einrichtungen der stationären Altenhilfe anderer Trägerschaften. Die Pflegedienstleitungen wurden per Anschreiben oder per Mail angefragt. Angefügt wurde im Rahmen der Anfrage ein Informationsschreiben über die Forschungsstudie sowie ein Merkblatt zur Durchführung von Interviews (Anlagen eins und zwei). Die Zustimmung von vier Pflegedienstleitungen erfolgte zügig, sodass die Gesprächstermine vereinbart werden konnten. Die Experteninterviews wurden im Februar/März 2011 durchgeführt. Alle vier Interviews wurden in der jeweiligen Einrichtung, in einem ruhigen und separaten Raum durchgeführt. Alle Gespräche dauerten ca. 60 Minuten. Vor Gesprächsbeginn erfolgte eine informierte Zustimmung und die Zusicherung der Anonymität und ein Einverständnis, dass das Gespräch auf Tonband aufgezeichnet werden darf. Im Nachgang jedes Experteninterviews erfolgte unmittelbar eine schriftliche Reflexion durch den Interviewer. Hier wurde u. a. der Gesprächsablauf, die empfundene

Atmosphäre sowie Auffälligkeiten im Zusammenhang mit den Fragestellungen erhoben und dokumentiert.

6.2 Quantitative Datenerhebung

Die Versendung von insgesamt 968 Fragebögen an die Pflegefachkräfte erfolgte nach telefonischer Absprache mit der Einrichtungs- oder Pflegedienstleitung. Die Datenerhebung erfolgte im Zeitraum zwischen April und Juni 2011. Alle teilnehmenden Einrichtungen wurden während der Datenerhebung einmalig per Mail angeschrieben. Hier wurde angefragt, ob offene Fragen bestehen oder Unterstützungsbedarf benötigt wird. Dies war in keiner Einrichtung der Fall. Zudem wurde in dieser Mail nochmals das Datum zur Rücksendung der Fragebögen benannt. Für den gesamten Zeitraum der Forschungsstudie wurde eine Internetseite bereitgestellt. Hier konnten die Einrichtungen und die befragten Pflegefachkräfte Anregungen oder Fragen stellen und direkten Kontakt mit dem Autor aufnehmen. Auf der Internetseite wurde stets der aktuelle Bearbeitungsstand der Studie dargestellt. Alle beteiligten Einrichtungen erhalten nach Abschluss der Studie die erzielten Ergebnisse. Die Studienergebnisse sollen in einer gängigen Fachzeitschrift veröffentlicht werden. Im Herbst 2012 ist ein Vortrag bei der Baden-Württembergischen Krankenhausgesellschaft (BWKG) geplant.

7. Ergebnisse

In den obigen Ausführungen wurde der Expertenstandard Schmerzmanagement sowie die Problembeschreibung, die Forschungsziele und die Forschungsfragen dieser Studienarbeit vorgestellt. Ebenso erfolgte eine theoretische Einordnung, das Forschungsdesign und die eingesetzten Methoden wurden erörtert und diskutiert. Im nächsten Kapitel werden nun die erzielten Ergebnisse aufgezeigt.

7.1 Ergebnisse der qualitativen Untersuchung

Die geführten Interviews verfolgten das Ziel, Fragen für den Fragebogen an die Pflegefachkräfte zu eruieren und abzuleiten. Aus diesem Grund wird auf eine vertiefte Darstellung der Aussagen verzichtet. Methodisch wurden Fragestellungen für den Fragebogen selektiert, die die Aussagen der Pflegedienstleitungen vertiefen bzw. ergänzen oder genauere Angaben zu einem Thema in Bezug auf das pflegerische Schmerzmanagement hervorbringen sollen. Begonnen wird mit den Einrichtungen, die den Expertenstandard zum Schmerzmanagement in ihrer Einrichtung eingeführt haben, und anschließend werden die Ergebnisse der Interviews aufgezeigt, die den Expertenstandard Schmerzmanagement zum Zeitpunkt der Studie nicht eingeführt haben.

7.1.1 Wissen der Pflegefachkräfte zum pflegerischen Schmerzmanagement

Eingeführter Expertenstandard Schmerzmanagement

Allgemein bewerteten die Interviewpartner das aktuelle Wissen der Pflegefachkräfte zum pflegerischen Schmerzmanagement in ihren Einrichtungen als eher durchschnittlich. Sie beschreiben dies mit den Begriffen „mittelmäßig" oder „nicht sehr ausgeprägt". Das aktuellste Wissen ihrer Pflegefachkräfte ordnen die Pflegedienstleitungen vorrangig in der Gabe von Schmerzmedikamenten und in dessen Verlaufskontrolle ein. Sie sehen dies aber als Teil der allgemeinen Krankenbeobachtung.

„Schmerzen ist auch so was Unfassbares...die kennen Schmerzmedikamente...die muss ich geben und das war es eigentlich...das läuft dann mehr über die Behandlungspflege ab...Krankenbeobachtung macht man ja laufend...das kann man gar nicht so abspalten...". (IP, 1)

Vonseiten der Pflegenden geht nach Angaben der Interviewpartner wenig eigene Motivation und Initiative aus, sich mittels geeigneter Medien auf dem aktuellen Stand des Wissens zum pflegerischen Schmerzmanagement zu halten. Die Pflegedienstleitungen betrachten dies allerdings bei den Pflegefachkräften differenziert.

„Das Problem ist, das sich die Fachkräfte aus eigenem Antrieb, aus eigenem Bedürfnis, auch wenn ich immer die aktuellen Fachbücher und Fachzeitschriften zum Thema Schmerzmanagement hinlege, relativ wenig Antrieb da ist, sich fachlich weiter zu entwickeln. Und Inputs vonseiten der Fachkräfte kommen so gut wie gar nicht in der Entwicklung der Pflege" (IP, 2).

"Es gibt Mitarbeiter, die sich auf dem Laufenden halten wollen, andere machen nur ihre Arbeit". (IP, 1)

Damit ein Wissenstransfer aktueller Erkenntnisse zum pflegerischen Schmerzmanagement in die Pflegepraxis, insbesondere an die Pflegefachkräfte möglich ist, ist es die Pflegedienstleitung selbst bzw. in geringen Anteilen auch Mentoren, die die Initiative des Wissensmanagements ergreifen müssen. Wobei die Frage hierbei nicht abschließend beantwortet ist, ob die Pflegefachkräfte von diesem Angebot der Einrichtungen auch tatsächlich Gebrauch machen. Dies konnten die Pflegedienstleitungen nicht beantworten. Alle Interviewpartner stellen allerdings ihren Pflegenden fachbezogene Literatur in Form von Fachzeitschriften und Fachbüchern zur Verfügung.

Die befragten Experten sagen, dass teilweise Mentoren oder die Wohnbereichsleitungen in ihrer Einrichtung einen Zugang zum Internet haben. Sie benennen in diesem Zusammenhang die Pflegefachkräfte nicht explizit. Neben dem Internet und der Bereitstellung von Fachbüchern und Fachzeitschriften sind Qualitätshandbücher mit ausgewiesenen Standards zum Schmerzmanagement verfügbar. Diese werden teilweise gemeinsam mit den Pflegefachkräften erarbeitet. Teilweise steht ein Intranet-Angebot und regelmäßige Newsletter den Pflegefachkräften zur Verfügung.

Bei der Frage an die Interviewpartner zum weiteren Wissensbedarf ihrer Pflegefachkräfte zum pflegerischen Schmerzmanagement äußerten sie sich eher allgemein dazu und beziehen hierbei die

Grundausbildung der Pflegefachkräfte in ihren Aussagen mit ein. Grundsätzlich gehen die Befragten davon aus, dass ihre Pflegefachkräfte zu allen relevanten Themenbereichen im Schmerzmanagement weiteren Wissensbedarf haben.

„….und wir brauchen vor allem in der Aus- und Fortbildung noch mehr Wissen, mehr Hintergrundwissen in der Altenhilfe". (IP, 1)

„Ich denke zu allen Punkten...". (IP, 2)

Die Befragten äußerten sich dahingehend, dass sie davon ausgehen, dass ein weiterer Wissensbedarf bei ihren Pflegefachkräften vorhanden ist. Dieser Bedarf wird seitens der Pflegefachkräfte allerdings nicht geäußert. Sie begründen dies mit mangelndem Interesse am pflegerischen Schmerzmanagement.

„…ein weiterer Wissensbedarf ist sicher da, aber der wird nicht geäußert". (IP, 2).

„…das Thema Schmerzmanagement stößt auch nicht wirklich auf Interesse…"(IP, 1).

Im weiteren Gesprächsverlauf wurden diese allgemeinen Antworten seitens der Befragten teilweise konkretisiert. Insbesondere wird die Notwendigkeit eines erweiterten Wissens der Pflegefachkräfte im Bereich der medikamentösen Schmerzbehandlung, hier z. B. zu Wirkungsweisen oder in der Verlaufskontrolle der Wirkung eines verabreichten Analgetikums, eingeordnet. Neben der medikamentösen Schmerzbehandlung benennen die Pflegedienstleitungen die Notwendigkeit eines erweiterten Wissens der Pflegefachkräfte in der

Beratung und Schulung der Bewohner bzw. ihren Angehörigen, sowie zu nichtmedikamentösen Maßnahmen.

„Teilweise kennen die Fachkräfte nichtmedikamentöse Maßnahmen...Wärmetherapie oder Entlastungen durch Lagerungen...aber weitere alternative Maßnahmen zur medikamentösen Behandlung sind nicht wirklich bekannt...". (IP, 1)

Zum weiteren Wissensbedarf der Pflegefachkräfte zur systematischen Schmerzeinschätzung oder zu schmerzmittelbedingten Nebenwirkungen, werden seitens der befragten Pflegedienstleitungen keine Angaben gemacht.

Noch nicht eingeführter Expertenstandard Schmerzmanagement

Wie auch schon in den Ausführungen bei den Pflegedienstleitungen der Einrichtungen, die den Expertenstandard Schmerzmanagement eingeführt haben, bewerteten auch die Pflegedienstleitungen, die dies noch nicht vollzogen haben als eher marginal bzw. noch nicht sehr weit fortgeschritten. Sie sehen das aktuelle Wissen zudem in einem prospektiven Kontext im Hinblick auf die gestellten Anforderungen im Expertenstandard.

„.....was den Expertenstandard Schmerz betrifft, ist das Wissen der Fachkräfte sicher noch nicht sehr weit fortgeschritten...". (IP, 4)

...ich würde sagen, dass das Wissen der Fachkräfte zum Schmerz eher klein ist". (IP, 3)

Auch hier wird das vorhandene aktuelle Wissen der Pflegefachkräfte vordergründig in dem Bereich der medikamentösen Schmerztherapie angesiedelt, welches mit entsprechenden Fortbildungsmaßnahmen vermittelt wurde.

„...sie kennen natürlich die unterschiedlichen Schmerzmittel, das kennen sie ...das haben wir auch schon geschult...". (IP, 4)

Auch in den Einrichtungen, die den Expertenstandard noch nicht eingeführt haben, werden Fachliteratur und Fachbücher zum pflegerischen Schmerzmanagement vorgehalten, auch der Expertenstandard Schmerzmanagement als Buchform. Im Speziellen werden Internet sowie Intranet-Zugänge für alle Pflegenden sowie spezielle Newsletter zur Verfügung gestellt. Bei der Frage an die beiden Interviewpartner zum weiteren Wissensbedarf ihrer Pflegefachkräfte zum pflegerischen Schmerzmanagement wird in der medikamentösen Schmerzbehandlung keine Wissenserweiterung gesehen. Auch zu dem Aspekt der Nebenwirkungen von Analgetika sehen die Befragten ihre Pflegefachkräfte auf einem aktuellen Wissensstand.

„...über medikamentöse Schmerzbehandlung wissen die Fachkräfte einiges, da sie es ja täglich verabreichen...Nebenwirkungen kennen sie auch, da sie mit diesen täglich konfrontiert sind...nichtmedikamentöse Behandlungen kennen nur die Fachkräfte, die gerade frisch von der Schule kommen...". (IP, 4)

In der Bewertung des Wissens über nichtmedikamentöse Maßnahmen beziehen sich die Ausführungen auf das vermittelte Wissen in der Ausbildung. Weiteren Wissensbedarf sehen die Befragten zudem in der Beratung und Schulung von Bewohnern und Angehörigen sowie im Rahmen einer systematischen Schmerzeinschätzung. Die befragten Pflegedienstleitungen äußerten sich dahingehend, dass diese „Wissenslücke" mit der Implementierung des Expertenstandards geschlossen wird. Sie differenzieren hierbei ebenfalls ihre Erwartungen, insbesondere im Hinblick auf die Gruppe der Pflegefachkräfte.

„...das Wissen der Fachkräfte wird sich mit Einführung des Expertenstandards sicher erhöhen". (IP, 3)

„Bei allen sicher nicht, aber bei 70% bis 80 % der Fachkräfte...bei denen gibt es sicher eine Steigerung der Kompetenz...und die anderen werden mitgezogen...". (IP, 4)

7.1.2 Pflegerische Interventionen zum pflegerischen Schmerzmanagement und Kooperationen mit anderen Berufsgruppen

Eingeführter Expertenstandard Schmerzmanagement

Bei der Frage nach dem aktuellen Vorgehen im Rahmen einer systematischen Schmerzeinschätzung beziehen sich die Äußerungen der befragten Pflegedienstleitungen ausschließlich auf die numerische Rangskala. Sie stellen dabei fest, dass dieses Assessment zwar in der Einrichtung vorgehalten wird, allerdings aufgrund des hohen Anteils der Bewohner mit einer demenziellen Erkrankung nur sehr eingeschränkt zum Einsatz kommt und die Fachkräfte auch keinen Änderungsbedarf sehen. Sie beschreiben Schmerzzustände als etwas sehr diffuses, welche vor allem bei Bewohnern mit einer psychischen bzw. demenziellen Erkrankung kaum erfasst werden kann. Insbesondere können Pflegende aus Sicht der befragten Experten kaum Unterschiede zwischen tatsächlichen Schmerzzuständen und z. B. dem Wunsch nach mehr Aufmerksamkeit des Bewohners machen. Sie heben hervor, dass die notwendigen Beobachtungen zur Beurteilung von Schmerzen bei Menschen mit Demenz in starker Abhängigkeit zur Kompetenz der zu beobachtenden Pflegefachkraft stehen. Ein Instrument zur Schmerzeinschätzung bei Bewohnern mit Demenz ist zwar vorhanden, wird aber überwiegend nicht eingesetzt. Nur eine Pflegedienstleitung berichtete, dass ein zeitliches Intervall zur systematischen Schmerzeinschätzung in der Einrichtung festgelegt wurde. Über anderweitige Formen der

Schmerzeinschätzung bzw. über alternative Instrumente berichteten die Pflegedienstleitungen nicht.

"...es ist ja so, wir haben hier 80 % verwirrte alte Menschen....diese numerische Rangskala...die verwenden die Fachkräfte eigentlich kaum....klar die Mitarbeiter haben das auch noch nicht so zum Schwerpunkt gemacht....". (IP, 1)

"....im Grunde ist es in der Praxis so...diese numerische Rankingskala wird kaum eingesetzt...wir haben das Instrument zwar, setzen es aber nicht ein....". (IP, 2)

Bei der Frage nach der Einschätzung der Schmerzintensität geben die Pflegedienstleitungen an, dass diese von den Pflegefachkräften explizit kaum erfasst wird. Das Hauptaugenmerk legen die Befragten auf die zeitlich korrekte Verabreichung der angesetzten Schmerzmedikation. Sie berichten hier von guten Ergebnissen, insbesondere durch die Gabe von Opioiden und heben in diesem Zusammenhang eine engmaschige Abstimmung mit dem Arzt hervor. In Bezug auf die Bedarfsmedikation zur Vermeidung von Schmerzspitzen sehen die Befragten noch keine befriedigende Situation in ihren Einrichtungen. Dieser Umstand trifft auch auf die Verlaufskontrollen der Pflegefachkräfte nach Verabreichung eines Analgetikums zu.

"...es ist so, dass die Mitarbeiter von den Bedarfsschmerzmedikationen noch zu wenig Gebrauch machen...". (IP, 2)

"Der Knackpunkt ist ja dann die Notiz...ob das Medikament gewirkt hat oder nicht...die Altenpflegefachkraft gibt das Medikament zwar...aber sie überprüft dann nicht die Wirkungsweise". (IP, 1)

Die Befragten machen bei der Verlaufskontrolle allerdings einen Unterschied. Die direkte Verlaufskontrolle nach Verabreichung eines Analgetikums wird, wie erwähnt, als eher unzureichend beschrieben. Allerdings sind in den Einrichtungen feststehende zeitliche Evaluationspunkte festgelegt (z. B. die monatliche Evaluation der Pflegedokumentation), in dem das Thema Schmerzen in Form von Verlaufsbeschreibungen berücksichtigt wird.

„*...da sie durch die monatlichen Verlaufsbeschreibung den Schmerz beurteilen, bleibt das auch im Fokus der Fachkräfte...*". (IP, 1)

Nichtmedikamentöse Maßnahmen ordnen die Befragten überwiegend den Angehörigen in Bezug auf das bessere Kennen der Biografie des Bewohners zu. Eine Abstimmung mit den Pflegefachkräften erfolgt den Angaben zufolge hierbei nur sehr marginal.

„*Angehörige bringen auch mal eine Salbe mit oder ein Kirschkernkissen...Angehörige sind da sehr unterschiedlich...nur manche machen das auf Anraten der Fachkraft, andere bringen das automatisch mit, weil der Bewohner schon früher Schmerzen hatte....*". (IP, 2)

Pflegeberatungen zum Schmerzmanagement werden nach Angaben der Befragten durchgeführt. Aufgrund des hohen Anteils von Bewohnern mit einer demenziellen Erkrankung werden Beratungen mit Angehörigen geführt. Die Experten beschreiben weiter, dass die Angehörigen sich in den Beratungsgesprächen auf die bestehenden Anordnungen des Arztes verlassen.

"Wir führen Beratungen zum Schmerz durch, aber unsere Bewohner sind dazu gar nicht mehr in Lage den Inhalte zu verstehen....viele können eben auch nicht mehr mithelfen...Angehörige...die werden regelmäßig eingeladen...bei Bewohnern die das nicht mehr verstehen....die sagen dann was der Arzt sagt ist O.K.". (IP, 2)

Die Zusammenarbeit mit den behandelnden Ärzten beschrieben die Pflegedienstleitungen insgesamt als gut. Sie sehen den Arzt zum Schmerzmanagement allerdings als dominierend in Bezug auf die Entscheidung zur Therapie an. Die Befragten gaben auch an, dass die Schmerzeinschätzungen der Pflegenden von den Ärzten als wichtig und relevant wahrgenommen werden.

"Das Thema Schmerzen wird eher in dem Kompetenzbereich der Ärzte gesehen...das läuft so: Schmerzen werden geäußert, die Info wird durch die Fachkraft an den Arzt weitergegeben und der Arzt entscheidet über ein Medikament...damit ist es für die meisten Fachkräfte erledigt....". (IP, 1)

Eine Zusammenarbeit zum pflegerischen Schmerzmanagement mit anderen Berufsgruppen, außer mit der Gruppe der Ärzte, wird von den Pflegedienstleitungen nicht erwähnt. Es bestehen allerdings teilweise Kooperationen mit naheliegenden Kliniken mit speziellen Schmerzambulanzen.

Noch nicht eingeführter Expertenstandard Schmerzmanagement

Zur systematischen Schmerzeinschätzung benennen die Befragten kein explizites Instrument. Sie führen aber aus, dass eine „Skala" bei den Bewohnern mit denen eine verbale Kommunikation noch möglich ist, sinnvoll ist. Überwiegend wird die Schmerzeinschätzung in Form von Beobachtungen beschrieben, insbesondere aufgrund der vielen Bewohner mit einer demenziellen Erkrankung.

"Also das sind natürlich Dinge die man durch Beobachtung macht.....wenn jemand sehr unruhig oder sehr angespannt ist...damit haben wir uns ja befasst im Rahmen des Themas Schmerz und Demenz". (IP, 4)

Bei dieser Form der Schmerzeinschätzung berichteten die Pflegedienstleitungen, dass die Zuverlässigkeit der Ergebnisse von der Pflegefachkraft selbst, auch im Zusammenhang mit dem eigenen Erleben mit Schmerzen abhängig ist. Die Messung einer Schmerzintensität wird den Befragten zufolge nicht systematisch erhoben. Auch hier stehen wieder Beobachtungen der Pflegenden im Vordergrund, wobei das Ergebnis von den Pflegedienstleitungen eher als unzuverlässig und zufällig beschrieben wird.

"Glaub ich weniger, dass die Intensität genau angeschaut wird, sondern das sieht so aus, als hätte der Bewohner Schmerzen, mehr nicht. Dann probieren wir doch mal dieses Medikament....oder geben ihm ein anderes Medikament...aber wir werden das nie hundertprozentig erfassen können". (IP, 3)

Die korrekte Gabe der angesetzten Medikamente nach zeitlicher Vorgabe des Arztes steht auch bei den hier Befragten im zentralen Mittelpunkt der pflegerischen Interventionen ihrer Pflegefachkräfte. Die Anzahl der zum Einsatz kommenden Opioide, hier vor allem der BTM-Pflaster, haben nach Angaben in den letzten Jahren deutlich zugenommen. Im Gegensatz zu den Pflegedienstleitungen der Einrichtungen, in denen der Expertenstandard Schmerzmanagement bereits eingeführt ist, äußerten sich die hier Befragten auch zu der Wichtigkeit der Beobachtung und Abstimmung mit dem Arzt zu schmerzmittelbedingten Nebenwirkungen. Zur Gabe von Bedarfsmedikation äußerten sich die Befragten nicht explizit, sehen hier allerdings ein Thema, welches noch besonderer Aufmerksamkeit bedürfe. Die Verlaufskontrolle ordnen die Pflegedienstleitungen der allgemeinen Aufgabe der Pflegefachkräfte im Rahmen der Führung der Pflegedokumentation zu. Ein zeitlich festgelegtes Intervall hierfür wurde nicht genannt.

"...ich denke das gehört zur allgemeinen Dokumentationsroutine...das ist eine Vorgabe die bezieht sich jetzt auf alle Maßnahmen wobei die Schmerzmedikation oder die Bedarfsmedikation für sich noch einmal ein ganz besonderer Punkt ist...". (IP, 4)

Bei der Durchführung nichtmedikamentöser Maßnahmen beschreiben die Befragten insgesamt einen eher marginalen bzw. keinen Einsatz. Wenn dies zum Einsatz kommt, dann nehmen die befragten Experten Bezug auf ausgewählte Pflegefachkräfte in ihrer Einrichtung, die sich mit dieser Thematik auskennen.

"....wir haben spezielle Wickel und Auflagen. Die Fachkräfte, die sich damit auskennen wenden das an, das sind aber wenige....das ist ja aber auch Zuwendung, was Schmerzen leichter macht...also lauter so alternative Geschichten, begleitend zur medikamentösen Behandlung". (IP, 3)

Über angewandte Beratungsgespräche zum Schmerzmanagement berichteten die Pflegedienstleitungen nicht. Die Zusammenarbeit mit den behandelnden Ärzten bewerteten die Befragten insgesamt als gut. Aufgrund bestehender Unterschiede in den Sichtweisen und den Ansätzen zur Schmerztherapie, seien die Pflegefachkräfte allerdings einer großen Anpassungsfähigkeit unterworfen. Darüber hinaus stellten die Pflegedienstleitungen die Frage, ob die Sichtweisen der Pflegefachkräfte zum Schmerzerleben ihrer Bewohner von den Ärzten auch wahrgenommen werden. Teilweise würden sich die Sichtweisen der Pflegenden mit denen der Ärzte nicht decken.

"...die Frage ist allerdings, wie reagiert der Hausarzt auf unsere qualifizierten Eingaben...". (IP, 4)

Im Gegensatz zu den Befragten in den Einrichtungen, in denen der Expertenstandard Schmerzmanagement bereits eingeführt ist, äußerten sich die Befragten hier, dass eine Zusammenarbeit neben der Gruppe der Ärzte und, im speziellen mit Palliativmedizinern zudem mit Physiotherapeuten und Ergotherapeuten erfolgt.

7.1.3 Evaluation und Nutzen des pflegerischen Schmerzmanagements sowie des Expertenstandards Schmerzmanagement

Eingeführter Expertenstandard Schmerzmanagement

Den Nutzen für die Bewohner schätzten die befragten Pflegedienstleitungen nach Einführung des Expertenstandards Schmerzmanagement sehr kontrovers ein. Einen Mehrwert schätzten die einen in einer stärkeren Sensibilisierung in der medikamentösen Schmerztherapie ein, hier vor allem zur Vermeidung von Schmerzspitzen durch die zeitlich korrekte Gabe der Dauermedikation. Allerdings werden diese Verbesserungen bei den Bewohnern, die an einer demenziellen Erkrankung leiden, nicht so gesehen. Aus Sicht dieser Experten besteht hier weiterer Handlungsbedarf.

"...ich bin froh dass wir schon so weit sind, dass die Bewohner in gleichen Zeitabständen die Schmerzmedikamente bekommen. Das ist für mich schon mal ganz wichtig...aber wir haben an der Stelle noch Schwachstellen, gerade weil wir 80 % verwirrte alte Menschen haben...". (IP, 1)

Die Pflegedienstleitungen berichteten, dass noch Schwachstellen im Schmerzmanagement bei Menschen mit Demenz vorhanden sind. Sie befürchten allerdings auch, dass ein Rückgang vorhandener pflegerischer Maßnahmen, die im Zusammenhang mit der Implementierung des Expertenstandards stehen, zu einer weiteren Verschlechterung der Versorgungssituation dieser Bewohnergruppe im Schmerzmanagement führen könnte.

"...würden wir das jetzt einstellen denke ich, besonders bei Bewohner die sich nicht mehr äußern können, dass die eventuell unter das Raster fallen würden...ich denke, dass Maßnahmen gegen Schmerzen eventuell zu spät eingeleitet werden...". (IP, 2)

Andere befragten Experten sehen nach der Einführung des Expertenstandards keinerlei positive Veränderungen in der Schmerzsituation ihrer Bewohner.

"Das glaube ich jetzt eher nicht, dass sich Schmerzzustände oder Intensitäten der Bewohner durch die Einführung des Expertenstandards Schmerzmanagement verändert hat". (IP, 2)

Neben dem Nutzen für die Bewohner aus Sicht der befragten Experten, wurde der Nutzen, welcher sich nach Einführung des Expertenstandards Schmerzmanagement für die Pflegefachkräfte ergeben hat, diskutiert. Es ergab sich im Gespräch, dass sich hierbei auch die Experten selbst mit einbeziehen. Es zeigte sich bei den Befragten ein heterogenes Meinungsbild. Einige Befragten sehen bei ihren Pflegefachkräften im Zusammenhang mit der Einführung einen Nutzen durch eine stärkere Sensibilisierung dem Thema Schmerzen gegenüber.

„Die Fachkräfte achten nun gezielter und systematischer auf die Schmerzsituation vom Bewohner und ob auch Maßnahmen ergriffen wurden. Es ist ein strukturierteres Handeln möglich…". (IP, 1)

Andere Experten sehen keinen sichtbaren Nutzen für die Fachkräfte. Insbesondere sehen die Befragten keine fachliche Weiterentwicklung in Bezug auf den erfolgten Implementierungsprozess und benennen in diesem Zusammenhang eher eine Zunahme an Dokumentationspflichten. Die Experten berichteten teilweise, dass sie selbst den Expertenstandard Schmerzmanagement noch nicht gelesen haben.

„Für die Pflegefachkraft hat es definitiv keine fachliche Weiterentwicklung gebracht… die haben ihr Wissen aus der Ausbildung und aus ihrer Berufserfahrung und das war es dann…..Die erste Reaktion der Pflegefachkraft wäre sicher mehr Schreibarbeit…ich bin ehrlich…ich habe den Expertenstandard Schmerzmanagement selbst auch noch nicht gelesen…". (IP, 2)

„…bewussteres Handeln ja, fachliche Weiterentwicklung der Pflegenden nein…". (IP, 1)

Die befragten Experten spitzen dies teilweise noch zu, indem sie mit der Implementierung und den daraus abzuleitenden Anforderungen an die Pflegefachkraft eine deutliche Überforderung ihrer Mitarbeiter sehen. Die befragten Pflegedienstleitungen sagten, dass nur durch eine engmaschige Kontrolle durch sie selbst derzeit die pflegerischen Interventionen zum Schmerzmanagement in einem gewissen Maße aufrechterhalten werden können.

"Die Mitarbeiter waren überfordert und die Mitarbeiter sind weiterhin überfordert....aber durch die ständigen Kontrollen....ich mach ja selber auch Pflegevisiten ...da schau ich alles an...und nur dadurch haben wir das so im Griff....aber es muss noch weiterentwickelt werden". (IP, 1)

Abschließend wurde die Nachhaltigkeit der pflegerischen Maßnahmen nach Abschluss der Implementierung des Expertenstandards thematisiert. Die Einrichtungen, die in die Experteninterviews einbezogen waren, haben den Expertenstandard zum Schmerzmanagement bis 2008 eingeführt. Die Befragten berichteten, dass eine weitere inhaltliche Entwicklung stattfinden muss. Diese Entwicklung benennen die Experten einheitlich mit dem Konzept der palliativen Pflege. Hier wird ein unmittelbarer Zusammenhang mit dem Expertenstandard Schmerzmanagement gesehen.

"wir haben 2005 den Expertenstandard zwar eingeführt, werden jetzt aber weiterentwickeln...das wir einfach noch mal gucken....im Rahmen der palliativ Pflege, inwieweit wir noch mehr für unsere älteren Menschen tun können und werden uns auch entsprechend Vorträge holen....". (IP, 1)

„...im Moment muss das Thema palliative Pflege hier noch weiter verbessert werden und da ist ja der Expertenstandard ganz wichtig, der gehört dazu und deswegen nehmen wir den gerade noch einmal unter die Lupe...was erfüllen wir schon, was erfüllen wir noch nicht...und wir wollen einfach da in Richtung palliativer Pflege mehr tun...". (IP, 2)

Im Rahmen der Überarbeitungen bzw. den fachlichen Weiterentwicklungen, die seitens der Befragten ausgesagt wurden, werden auch Anteile im Schmerzmanagement, hier der systematischen Schmerzeinschätzung, mit einbezogen.

„Wir arbeiten mit diesen Skalen...und wir wissen es zwar aber....mit der Palliativ Pflege wird das jetzt noch mal wieder neu aktiviert....". (IP, 2)

Die Befragten äußerten teilweise kritisch, dass der vorliegende Expertenstandard Schmerzmanagement ausschließlich akute und chronisch-tumorbedingten Schmerzen bei den Bewohnern in den Fokus nimmt. Die Befragten sehen hierbei in ihren Einrichtungen den überwiegenden Anteil ihrer Bewohner nicht berücksichtigt und äußerten weiteren Entwicklungsbedarf.

„...und der Expertenstandard Schmerzmanagement ist ja nur auf chronisch- tumorbedingte Schmerzen bedingt, wir haben ja hier multimorbide Menschen, die einfach nur chronische Schmerzen haben...Da muss einfach was für unseren Bewohnerkreis entwickelt werden...". (IP, 1)

Zum Ende der Interviews wurde den Befragten die Möglichkeit gegeben, weitere Hinweise zum Expertenstandard Schmerzmanagement zu geben. Die Pflegedienstleitungen stellten einhellig die Abstraktheit des Standards selbst heraus. Eine Expertin sieht die Pflegefachkräfte mit mangelnden Kompetenzen zum Schmerzmanagement ausgestattet und führt dies schlussendlich auf das mangelnde Interesse der Pflegefachkräfte an dieser Thematik zurück.

„Der Expertenstandard ist sehr hochtrabend...es animiert die Fachkräfte nicht das in die Hand zu nehmen...Der Aufbau des Expertenstandards muss sprachlich vereinfacht werden...im Gremium die das entwickeln, müssten mehr Praktiker drin sein....es wurde versucht mehr System in die Pflegepraxis reinzubringen...aber es funktioniert nicht....als erstes müssten die Kompetenzen der Fachkräfte aufgenommen und weiterentwickelt werden, z. B. die Fachkräfte sind ja total eingeschränkt...die dürfen ja noch nicht mal eine Voltarensalbe geben...wenn die mehr Kompetenzen hätten, würde sie sich auch mehr mit dem Thema Schmerz auseinandersetzen...".
(IP, 2)

Noch nicht eingeführter Expertenstandard Schmerzmanagement

Bei den geführten Interviews mit den Pflegedienstleitungen in den Einrichtungen, die den Expertenstandard Schmerzmanagement zum Zeitpunkt der Studie nicht eingeführt haben, wurde diese Frage nach dem Nutzen für die Bewohner und für die Pflegefachkräfte, der sich mit der geplanten Implementierung aus Sicht der Experten ergeben sollen diskutiert.

Ein gleich konträres Bild, wie auch schon bei den obigen Ausführungen der Pflegedienstleitungen ergibt sich auch an dieser Stelle. Die Experten sehen mit der geplanten Implementierung eine stärkere Strukturierung und Sensibilisierung der pflegerischen Maßnahmen und gleichzeitig eine Reduktion der subjektiven Herangehensweisen der Pflegenden an das Thema Schmerzen.

„Ich denke für die Bewohner hätte es einen Vorteil....weil die Situation noch mal intensiver und systematischer betrachtet wird....und Auswertungen der Schmerzen objektivierbarer wird...sonst hat man zu viel subjektive Meinungen dazu....Ich glaub das die Bewohner was davon haben...". (IP, 4)

Andere Stimmen sehen einen Mehrwert hierzu eher kritisch und befürchten im Zusammenhang mit der geplanten Implementierung eine Zunahme an Dokumentationspflichten.

„...ich weiß nicht, was ich mit der Einführung für einen Gewinn haben werde...ich sag es Ihnen ehrlich....wahrscheinlich kommt dann wieder ein Formular....eine Einschätzungsskala....es kommt eine Verlaufsskala vermutlich...". (IP, 3)

Die Experten können im Hinblick auf die Mehrheit der Bewohner mit einer demenziellen Erkrankung zum jetzigen Zeitpunkt keine Einschätzung geben. Sie sehen aber auch eine Hinderung in der Ausführung der inhaltlichen Anforderungen zum Schmerzmanagement.

„Ich kann es nicht objektiv sagen...wir haben Bewohner mit starken psychischen Veränderungen, die zum Teil schon Schmerzpflaster bekommen und immer noch Schmerzen empfinden....es ist bei den Bewohnern ganz schwer einzuschätzen...". (IP, 4)

„75 % bis 80 % unserer Bewohner können das sowieso nicht mehr angeben". (IP, 3)

Bei der Frage nach dem zu erwartenden Mehrwert/Nutzen für die Pflegefachkräfte, äußerten sich die Befragten optimistisch bezüglich eines erweiterten Wissens und der Kompetenz zum pflegerischen Schmerzmanagement, differenzieren dies allerdings innerhalb der Gruppe der Pflegefachkräfte.

„Das Wissen der Fachkräfte wird sich mit Einführung des Expertenstandards sicher erhöhen". (IP, 4)

„Bei allen sicher nicht, aber ich sag mal 70% bis 80 % und bei denen gibt es sicher eine Steigerung der Kompetenz...und die anderen werden mitgezogen...". (IP, 3)

Eine Diskussion um die Nachhaltigkeit durch den Expertenstandard, kann an dieser Stelle zwar nicht geführt werden, allerdings wurde der Nutzen bzw. der Mehrwert des aktuell vorhandenen pflegerischen Schmerzmanagements betrachtet. Zusammenfassend stellten die Pflegedienstleitungen eine aus ihrer Sicht zufriedenstellende Situation fest. Es bedarf jedoch weiterer Entwicklungen. Sie verbinden dies mit den wiederkehrenden Kontrollen durch die Pflegedienstleitung. Allerdings bezieht sich die derzeitige Zufriedenheit des Schmerzmanagements auf die Bewohner, mit denen eine verbale Kommunikation noch möglich ist. Die Bewohnergruppe mit einer demenziellen Erkrankung bleibt hierbei unberücksichtigt. Dies wird in den Aussagen auch auf den aktuellen Expertenstandard Schmerzmanagement selbst zurückgeführt.

„Das ist natürlich von mir jetzt vermessen...zu sagen das ist gut oder nicht...zumindest bin ich zufrieden...bei meinen Pflegevisiten...bei den Bewohnern die noch sagen können ob sie Schmerzen haben...da schau ich genau hin ob was gemacht wurde....und das

ist befriedigend was ich sehe, aber ich bin natürlich nicht bei jedem Bewohner...und deshalb würde ich sagen, es ist noch verbesserungswürdig...". (IP, 4)

„...was uns schon in den letzten Jahren intensiv beschäftigt hat, ist das Thema Schmerz und Demenz...auf das geht der Expertenstandard überhaupt nicht ein...". (IP, 3)

Aussagen zu der inhaltlichen Ausrichtung des Expertenstandards in Bezug auf chronische-tumorbedingte Schmerzen finden sich ebenfalls in diesen Interviews wieder. Hier werden tumorbedingte Schmerzen bzw. der Umgang damit, primär in den Versorgungsbereich eines Hospizes verortet. Aus Sicht der Befragten ergibt sich im regulären stationären Kontext diese Versorgungssituation nicht.

„...was wir nicht haben sind Bewohner mit Tumorschmerzen, so wie im Hospiz...das sind bei uns nicht die Schmerzspitzen deswegen ständig angepasst werden müssen....da haben wir keine Erfahrung...". (IP, 3).

Zum Ende der Interviews wurde den Befragen ebenfalls die Möglichkeit gegeben, weitere Hinweise zum Expertenstandard Schmerzmanagement zu geben. Die Aussagen bezogen sich auf die gewünschte „Ausstattung" eines aus ihrer Sicht praktikablen und einen speziell für den stationären Altenhilfebereich ausgerichteten Expertenstandard. Sie betonen auch, wie bereits bei den obigen Ausführungen die Abstraktheit des Expertenstandards und schließen daraus, dass eine Umsetzung für eine Pflegefachkraft derzeit nicht möglich sei.

„Angepasst an die Praxis...es sind nicht alle Krankheitsbilder abgedeckt...und die Machbarkeit...die Durchführungsmöglichkeiten für ein Pflegeheim.....an unser durchschnittliches Klientel angepasst....nicht alles mit rein nehmen, was ist für das Pflegepersonal aufgrund ihres jetzigen Ausbildungsstandes erkennbar, was müssen sie wissen...wie können sie sicher handeln....wo sind ihre Grenzen....also das ist für mich ein Parameter für einen guten Expertenstandard...". (IP, 4)

„Ich finde die Expertenstandards gut...bin aber froh, dass ich sie nicht selber einführen muss...für eine ganz normale Altenpflegerin mit Erfahrung sind die Expertenstandards schon harte Kost...der Inhalt der passt schon...in der Umsetzung sind die Inhalte für eine ganz normale Fachkraft aber unmöglich...". (IP, 3)

Nachdem nun die zentralen Ergebnisse der Experteninterviews vorgestellt wurden, folgt nun die Ergebnisdarstellung der quantitativen Befragung der Pflegefachkräfte. Begonnen wird mit der Beschreibung der Stichprobe.

7.2 Ergebnisse der quantitativen Untersuchung

Ihre Einwilligung zur Teilnahme an der Studie gaben 45 stationäre Pflegeeinrichtungen. Eingeschlossen waren Einrichtungen mit einer Einrichtungsgröße von 30 bis 230 Bewohnern. Die Einrichtungen liegen alle in Baden-Württemberg. Von den 45 stationären Einrichtungen haben 21 eine kirchliche Trägerschaft, 13 Einrichtungen gehören zu einer öffentlichen Trägerschaft und 12 Einrichtungen sind einer privaten Trägerschaft zugehörig.

Insgesamt wurden von den 968 versendeten Fragebögen 451 Fragebögen zurückgesendet. Dies entspricht einem Rücklauf von 46,59 %. Bei der Zuordnung des Rücklaufes auf die Gruppen A, B und C ergab sich folgendes Bild. Von den 451 Fragebögen entfielen 136 auf die Einrichtungen, die den Expertenstandard bis 2008 eingeführt haben (Gruppe A), 186 auf die Einrichtungen, die den Standard ab 2009 eingeführt haben (Gruppe B) und schlussendlich 129 auf die Einrichtungen, die den Standard zum Zeitpunkt der Studie nicht implementiert haben (Gruppe C). Es konnten alle Fragebögen in die Untersuchung eingeschlossen werden.

7.2.1 Beschreibung der Stichprobe

Von den 45 untersuchten Einrichtungen haben 14 den Expertenstandard zum Schmerzmanagement bis 2008 eingeführt, 19 Einrichtungen ab dem Jahr 2009, und 12 Einrichtungen hatten den Expertenstandard zum Zeitpunkt der Untersuchung noch nicht implementiert.

Tabelle 2: Verteilung des Geschlechtes, nach Gruppen

Expertenstandard	männlich	Prozent	weiblich	Prozent	gesamt
bis 2008 eingeführt (A)	25	19,7 %	102	80,3 %	127 100 %
ab 2009 eingeführt (B)	31	16,8 %	153	83,2 %	184 100 %
zum Zeitpunkt der Studie nicht eingeführt (C)	23	18,5 %	101	81,5 %	124 100 %

Wie aus Tabelle 2 ersichtlich ist, sind in der Gruppe A 80,3 % (n = 102), in der Gruppe B 83,2 % (n = 153) und in der Gruppe C 81,5 % (n = 101) weiblichen Geschlechts. 18 befragte Pflegefachkräfte machten keine Angaben zu ihrem Geschlecht.

Tabelle 3: Alter der Befragten, nach Gruppen

Expertenstandard	Mittelwert	Minimum in Jahren	Maximum in Jahren	fehlend
bis 2008 eingeführt (A)	40,91	19	66	22
ab 2009 eingeführt (B)	41,44	21	61	10
zum Zeitpunkt der Studie nicht eingeführt (C)	42,47	21	63	12

Laut dem Ergebnis in Tabelle 3 liegt das Durchschnittsalter der Befragten in der Gruppe A bei 40,91 Jahren, in der Gruppe B bei 41,44 Jahren und in der Gruppe C bei 42,47 Jahren. Das Alter der befragten Pflegenden liegt in der Gruppe A zwischen 19 und 66 Jahren, in der Gruppe B zwischen 21 und 61 Jahren und in der Gruppe C zwischen 21 und 63 Jahren. 44 Pflegefachkräfte gaben ihr Alter nicht an.

Tabelle 4: Abgeschlossene Ausbildung der Befragten, nach Gruppen

Expertenstandard	AP	%	GKP	%	KKS/ KKP	%	HEP	%
bis 2008 eingeführt (A)	84	64,1 %	39	29,8 %	6	4,6 %	2	1,5 %
ab 2009 eingeführt (B)	127	70,6 %	46	25,6 %	2	1,1 %	5	2,8 %
zum Zeitpunkt der Studie nicht eingeführt (C)	100	80,0 %	25	20,0 %	0	0,0 %	0	0,0 %

Legende: AP = Altenpflegerin/Altenpfleger; GKP = Gesundheits- und Krankenpflege; KKS / KKP = Kinderkrankenschwester/ Kinderkrankenpfleger; HEP = Heilerziehungspfleger/in

Wie in der Tabelle 4 dargestellt, arbeiten 84 Befragte (61,4 %) in der Gruppe A mit einer Altenpflegeausbildung, 39 (29,8 %) Pflegende mit einer Gesundheits- und Krankenpflegeausbildung und 6 Befragte (4,6 %) mit einer Kinderkrankenpflegeausbildung. In der Gruppe B sind 127 Altenpflegefachkräfte (70,6 %), 46 Gesundheits- und Krankenpflegekräfte (25,6 %) und 2 Kinderkrankenpflegefachkräfte (1,1 %) tätig. In der Gruppe C ist keine Pflegende mit einer Kinderkrankenpflegeausbildung tätig, 100 Befragte verfügen über eine Altenpflegeausbildung (80,0 %) und 25 über eine Krankenpflegeausbildung (20,0 %). Heilerziehungspfleger sind in der Gruppe A mit 1,5 % und in Gruppe B mit 2,8 % vertreten.

Tabelle 5: Jahr des Berufsabschlusses der Befragten, nach Gruppen

	Häufigkeit	Prozent	gültige Prozente	kumulierte Prozente
1971-1990	97	21,4	24,3	24,3
1991-1999	93	20,5	23,3	47,6
2000-2005	112	24,7	28,1	75,7
2006-2010	97	21,4	24,3	100
Gesamt	399	88,1	100	
Fehlend	54	11,9		
Gesamt	453	100		

Wie in Tabelle 5 dargestellt, schlossen 112 Befragte (24,7 %) in den Jahren 2000 bis 2005 ihre Grundausbildung ab. 97 (21,4 %) befragte Pflegende beendeten ihre Ausbildung zwischen 1971 und 1990. 93 (20,5 %) Befragte zwischen 1991 und 1999. Zwischen 2006 und 2010 beendeten 21,4 % (n = 97) ihre Ausbildung. 54 der befragten Pflegenden beantworteten diese Frage nicht.

Tabelle 6: Absolvierte Weiterbildung der Befragten, nach Gruppen

Expertenstandard	keine	Palliativ Care	Wohnbereichsleitung	Praxisanleitung	fehlend
bis 2008 eingeführt (A)	37 / 27,2 %	14 / 10,3 %	26 / 19,1 %	12 / 8,8 %	38 / 27,9 %
ab 2009 eingeführt (B)	50 / 26,6 %	9 / 4,8 %	38 / 20,2 %	16 / 8,5 %	53 / 28,2 %
zum Zeitpunkt der Studie nicht eingeführt (C)	28 / 21,7 %	12 / 9,3 %	23 / 17,8 %	12 / 9,3 %	44 / 34,1 %

In der Gruppe der Befragten, die den Expertenstandard bis zum 2008 eingeführt haben, verfügen 37 Pflegefachkräfte (27,2 %) nicht über eine Weiterbildung. 14 (10,3 %) haben eine Weiterbildung in Palliativ Care, 26 (19,1 %) absolvierten eine Weiterbildung zur Wohnbereichsleitung und 12 (8,8 %) haben eine Weiterbildung zur Praxisanleitung. In der Gruppe der befragten Pflegenden, welche den Expertenstandard ab dem Jahr 2009 eingeführt haben, besitzen 50 Befragte (26,6 %) keine Weiterbildung, 9 (4,8 %) eine zu Palliativ Care, 38 (20,2 %) verfügen über eine Weiterbildung zur Wohnbereichsleitung und 16 Befragte (8,5 %) über eine Weiterbildung zur Praxisanleitung. In der Gruppe der befragten Pflegefachkräfte, die den Expertenstandard zum Zeitpunkt der Befragung nicht eingeführt hatten, haben 28 Befragte (21,7 %) keine Weiterbildung, 12 (9,3 %) eine Weiterbildung in Palliativ Care. 23 (17,8 %) besitzen eine Weiterbildung zur Wohnbereichsleitung und 12 Befragte (9,3 %) verfügen über eine Weiterbildung zur Praxisanleitung (s. Tabelle 6).

Zur Frage nach sonstigen Weiterbildungen gaben die befragten Pflegenden folgende Weiterbildungen an.

- Fachkraft für Gerontopsychiatrie (n = 58)
- Fachwirt für Organisation und Führung (n = 8)
- Fachkraft für Hygiene (n = 4)
- Kinästhetik (n = 4)
- Wundberatung/Wundmanagerin (n = 6)
- Sanitäter/in (n = 2)
- Lehrer/in für Pflegeberufe (n = 2)
- Heilpraktiker/in (n = 2)

- Heimleitung (n = 2)
- Fachkraft für Intensivmedizin (n = 2)

Tabelle 7: Beschäftigungsdauer der Befragten in der Einrichtung, nach Gruppen

Expertenstandard	Mittelwert	Minimum in Jahren	Maximum in Jahren	fehlend
bis 2008 eingeführt (A)	9,092	0,1	29	9
ab 2009 eingeführt (B)	9,138	0,2	33	11
zum Zeitpunkt der Studie nicht eingeführt (C)	9,917	0,1	31	12

Laut dem Ergebnis in Tabelle 7, sind die Befragten im Durchschnitt in der Gruppe A 9,0 Jahre, in der Gruppe B 9,1 Jahre beschäftigt und in der Gruppe C sind es 9,9 Jahre. In der Gruppe A war der Zeitraum der Beschäftigung zwischen einem Monat und 29 Jahren, in der Gruppe B zwischen zwei Monaten und 33 Jahren und in der Gruppe C zwischen einem Monat und 31 Jahren. Keine Angaben zur Beschäftigungsdauer machten 32 der befragten Pflegefachkräfte.

7.2.2 Einführung des Expertenstandards zum Schmerzmanagement

Die Angaben, wann und ob eine Einrichtung den Expertenstandard zum Schmerzmanagement eingeführt hat, wurden seitens der Leitung der Einrichtung im Vorfeld der Datenerhebung vorgenommen. Zusätzlich wurde den Pflegefachkräften diese Frage ebenfalls gestellt, um herauszufinden, ob diese Angaben übereinstimmen.

Tabelle 8: Eingeführter Expertenstandard zum Schmerzmanagement, nach Gruppen

Expertenstandard	Ist der Expertenstandard aus Sicht der Pflegefachkräfte implementiert?							
	ja	%	nein	%	weiß nicht	%	gesamt	%
bis 2008 eingeführt (A)	119	87,5 %	9	6,6 %	8	5,9 %	136	100 %
ab 2009 eingeführt (B)	174	94,6 %	5	2,7 %	5	2,7 %	184	100 %
zum Zeitpunkt der Studie nicht eingeführt (C)	32	25,6 %	73	58,4 %	20	16,0 %	125	100 %

Wie das Ergebnis in Tabelle 8 zeigt, stimmen die befragten Pflegefachkräfte in der Gruppe A mit 87,5 % (n = 119) bzw. in der Gruppe B mit 94,6 % (n = 174) mit den Angaben der Einrichtung überein. In den Einrichtungen, in denen der Expertenstandard zum Zeitpunkt der Studie nicht implementiert ist, geben 25,6 % (n = 32) der Befragten an, dass der Standard aus ihrer Sicht eingeführt ist.

Bei der Frage nach dem Zeitpunkt der Implementierung, gibt es in der Gruppe B mit 87,4 % (n = 117) und in der Gruppe A mit 50 % (n = 39) eine Übereinstimmung mit den Angaben der Einrichtung.

7.2.3 Verfahrensregelung für Bewohner mit Schmerzen

In der nachfolgenden Darstellung wird das Ergebnis vorgestellt, ob in den Einrichtungen eine Verfahrensregelung für Bewohner mit Schmerzen vorhanden ist.

Tabelle 9: Vorhandensein einer Verfahrensregelung für Bewohner mit Schmerzen, nach Gruppen

Expertenstandard	Verfahrensregelung für Bewohner mit Schmerzen							
	ja	%	nein	%	weiß nicht	%	gesamt	%
bis 2008 eingeführt (A)	116	89,2 %	5	3,1 %	10	7,7 %	130	100 %
ab 2009 eingeführt (B)	172	93,0 %	7	3,8 %	6	3,2 %	185	100 %
zum Zeitpunkt der Studie nicht eingeführt (C)	58	49,2 %	43	36,4 %	17	14,4 %	118	100 %

Chi-Quadrat $\chi 2$ = 105,873, df = 4, p = 0,000; C = 0,443

Wie Tabelle 9 zeigt, ist mit 89,2 % (n = 116) in der Gruppe A bzw. mit 93,0 % (n = 172) in der Gruppe B eine Verfahrensregelung für Bewohner mit Schmerzen vorhanden. Die Befragten der Gruppe C geben dies mit 49,2 % (n = 58) an. Der Chi-Quadrat-Test und der Kontingenzkoeffizient zeigen einen signifikanten Unterschied in den Gruppen A, B und C in Bezug auf die Einführung des Expertenstandards zum Schmerzmanagement ($\chi 2$ = 105,873, df = 4, p = 0,000; C = 0,443).

7.3 Wissen und fachliche Kompetenz der Pflegefachkräfte

In den folgenden Darstellungen geht es um die Anzahl der Fortbildungen, die die befragten Pflegefachkräfte in den vergangenen drei Jahren zum Schmerz besucht haben. Zusätzlich wurde die Frage nach dem Stundenumfang der Fortbildungen gestellt.

7.3.1 Fortbildungen zum Schmerzmanagement

Nachfolgend werden die Anzahl sowie die Dauer von absolvierten Fortbildungen zum Schmerz und Schmerzmanagement in den letzten drei Jahren aufgezeigt.

Tabelle 10: Anzahl der besuchten Fortbildungen zum Schmerz in den vergangenen drei Jahren, nach Gruppen

Expertenstandard	Anzahl der Fortbildungen in den letzten 3 Jahren zum Schmerz				
	keine	1-3	4-6	6-8	gesamt
bis 2008 eingeführt (A)	25 23,8 %	63 60,0 %	8 7,6 %	9 8,6 %	105 100 %
ab 2009 eingeführt (B)	44 24,0 %	130 71,0 %	9 4,9 %	0 0,0 %	183 100 %
zum Zeitpunkt der Studie nicht eingeführt (C)	69 61,1 %	44 38,9 %	0 0,0 %	0 0,0 %	113 100 %

Wie der Tabelle 10 zu entnehmen ist, absolvierten die Befragten in den vergangenen drei Jahren in der Gruppe A und B mit 60,0 % (n = 63) bzw. mit 71,0 % (n = 130) zwischen ein und drei Fortbildungen zum Schmerz bzw. Schmerzmanagement. In der Gruppe C haben 61,1 % (n = 69) der Pflegenden noch keine Fortbildung zu diesem Thema besucht. In der Gruppe A sind dies 23,8 % (n = 25) und in der Gruppe B 24,0 % (n = 44) der Befragten, die noch keine Fortbildung besucht haben. 52 Pflegefachkräfte machten keine Angaben.

Die Dauer der Fortbildungen zum Schmerzmanagement reichten in den Einrichtungen, die den Expertenstandard bis zum Jahr 2008 eingeführt haben, von 0,5 Stunden bis zu 106 Stunden. Der Mittelwert ergibt eine Dauer von 7,9 Stunden. In den Einrichtungen, die den Standard ab dem Jahr 2009 eingeführt hatten, reichten die Angaben von 0,5 Stunden bis 100 Stunden. Der Mittelwert beträgt hier 3,5 Stunden. In den Einrichtungen, die den Expertenstandard zum Schmerzmanagement zum Zeitpunkt der Studie nicht eingeführt haben, liegt die Dauer der besuchten Fortbildungen zwischen 1,0 Stunden und 30 Stunden. Der Mittelwert beträgt hier 1,8 Std.

7.3.2 Erwerb und Aktualisierung des Wissens zum Schmerzmanagement

Der Erwerb und die Aktualisierung des Wissens zum Schmerz bzw. zum Schmerzmanagement sind unverzichtbare Bestandteile eines effektiven Schmerzmanagements. Mit welchen Medien sich die Befragten auf dem aktuellen Stand halten, wird in den nachfolgenden Ergebnissen vorgestellt.

Tabelle 11: Wissenserwerb der Befragten durch Fachbücher, nach Gruppen

Expertenstandard	Wissen durch Fachbücher		
	ja	nein	gesamt
bis 2008 eingeführt (A)	73 67,6 %	35 32,4 %	108 100 %
ab 2009 eingeführt (B)	103 72,5 %	39 27,5 %	142 100 %
zum Zeitpunkt der Studie nicht eingeführt (C)	81 77,9 %	23 22,1 %	104 100 %

Chi-Quadrat $\chi2$ = 2,832, df = 4, p = 0,244; C = 0,089

Die Ergebnisse der Tabelle 11 zeigen, dass in der Gruppe A sich 67,6 % (n = 73), in der Gruppe B 72,5 % (n = 103) und in der Gruppe C 77,9 % (n = 81) das Wissen zum Schmerz, bzw. zum Schmerzmanagement aus Fachbüchern erwerben. Der Chi-Quadrat-Test und der Kontingenzkoeffizient ergeben keinen signifikanten Unterschied zwischen den Gruppen A, B und C ($\chi2$ = 2,832, df = 4, p = 0,244; C = 0,089). 99 Befragte machten keine Angaben zu dieser Frage.

Tabelle 12: Wissenserwerb der Befragten durch Fachzeitschriften, nach Gruppen

Expertenstandard	Wissen durch Fachzeitschriften		
	ja	nein	gesamt
bis 2008 eingeführt (A)	92 78,6 %	25 21,4 %	117 100 %
ab 2009 eingeführt (B)	110 79,1 %	29 20,9 %	139 100 %
zum Zeitpunkt der Studie nicht eingeführt (C)	80 79,2 %	21 20,8 %	101 100 %

Chi-Quadrat $\chi2$ = 0,14, df = 2, p = 0,933; C = 0,006

Nach den Ergebnissen in Tabelle 12, erwerben die Befragten in der Gruppe A mit 78,6 % (n = 92), in der Gruppe B mit 79,1 % (n = 110) und in der Gruppe C mit 79,2 % (n = 80) das Wissen zum Schmerz bzw. zum Schmerzmanagement durch Fachzeitschriften. Der Chi-Quadrat-Test und der Kontingenzkoeffizient bestätigen keine signifikanten Unterschiede in den Gruppen A, B und C ($\chi2$ = 0,14, df = 2, p = 0,933; C = 0,006). 96 Befragte machten zu dieser Frage keine Angaben.

Tabelle 13: **Wissenserwerb der Befragten durch das Internet, nach Gruppen**

Expertenstandard	Wissen durch das Internet		
	ja	nein	gesamt
bis 2008 eingeführt (A)	76 71,7 %	30 28,3 %	106 100 %
ab 2009 eingeführt (B)	104 77,6 %	30 22,4 %	134 100 %
zum Zeitpunkt der Studie nicht eingeführt (C)	84 82,4 %	18 17,6 %	102 100 %

Chi-Quadrat $\chi2$ = 3,374, df = 2, p = 0,185; C = 0,099

Wissenserwerb durch das Internet nutzen die Pflegenden der Gruppe C mit 82,4 % (n = 84), in der Gruppe A sind es 71,7 % (n = 76) und der Gruppe B erwerben 77,6 % (n = 104) der Befragten ihr Wissen zum Schmerz bzw. zum Schmerzmanagement durch das Internet. Laut dem Wert zum Chi-Quadrat-Test und dem Kontingenzkoeffizienten besteht kein signifikanter Unterschied in den Gruppen A, B und C ($\chi2$ = 3,374, df = 2, p = 0,185; C = 0,099) (s. Tabelle 13).

Tabelle 14: Wissenserwerb der Befragten durch ein internes Qualitätshandbuch, nach Gruppen

Expertenstandard	Wissen durch ein internes Qualitätshandbuch		
	ja	nein	gesamt
bis 2008 eingeführt (A)	93 82,3 %	20 17,7 %	113 100 %
ab 2009 eingeführt (B)	108 84,4 %	20 15,6 %	128 100 %
zum Zeitpunkt der Studie nicht eingeführt (C)	40 48,2 %	43 51,8 %	83 100 %

Chi-Quadrat $\chi2$ = 40,303, df = 2, p = 0,000; C = 0,333

Das Ergebnis in Tabelle 14 zeigt, dass die Befragten in der Gruppe A mit 82,3 % (n = 93), in der Gruppe B mit 84,4 %, in der Gruppe C mit 48,2 % (n = 40) ihr Wissen durch ein internes Qualitätshandbuch erlangen. Signifikante Unterschiede zum Wissenserwerb durch das interne Qualitätshandbuch bestätigen der Chi-Quadrat-Test sowie der Kontingenzkoeffizient in den Gruppen A, B und C ($\chi2$ = 40,303, df = 2, p = 0,000; C = 0,333).

Tabelle 15: Wissenserwerb der Befragten durch interne und externe Fortbildungen, nach Gruppen

Expertenstandard	Wissen durch interne Fortbildungen		
	ja	nein	gesamt
bis 2008 eingeführt (A)	88 75,2 %	29 24,8 %	117 100 %
ab 2009 eingeführt (B)	137 86,7 %	21 13,3 %	158 100 %
zum Zeitpunkt der Studie nicht eingeführt (C)	51 56,7 %	39 43,3 %	90 100 %
Chi-Quadrat $\chi2$ = 28,082, df = 2, p = 0,000; C = 0,267			

Expertenstandard	Wissen durch externe Fortbildungen		
	ja	nein	gesamt
bis 2008 eingeführt (A)	54 55,1 %	44 44,9 %	98 100 %
ab 2009 eingeführt (B)	41 38,3 %	66 61,7 %	107 100 %
zum Zeitpunkt der Studie nicht eingeführt (C)	27 35,5 %	49 64,5 %	76 100 %
Chi-Quadrat $\chi2$ = 8,506, df = 2, p = 0,14; C = 0,171			

Tabelle 15 zeigt, dass interne Fortbildungen in der Gruppe A mit 75,2 % (n = 88), in der Gruppe B mit 86,7 % (n = 137) und in der Gruppe C mit 56,7 % (n = 51) genutzt werden. Der Chi-Quadrat-Test und der Kontingenzkoeffizient weisen einen signifikanten Unterschied in den Gruppen A, B und C aus ($\chi2$ = 28,082, df = 2, p = 0,000; C = 0,267). 88 Befragte machten keine Angaben zu der Frage nach internen Fortbildungen. Tabelle 15 zeigt weiter, dass externe Fortbildungen in der Gruppe A mit 55,1 % (n = 54), in der Gruppe B mit 38,3 % (n = 41) und in der Gruppe C mit 35,5 % (n = 27) genutzt werden. 172 Fachkräfte antworteten nicht zu der Frage nach externen Fortbildungen. Unterschiede in den Gruppen A, B und C in Bezug auf den Wissenserwerb durch externe Fortbildungen können aufgrund der Werte des Chi-Quadrat-Tests und des Kontingenzkoeffizienten nicht bestätigt werden ($\chi2$ = 8,506, df = 2, p = 0,14; C = 0,171).

Nach diesem Teil der Darstellung zum Wissenserwerb der befragten Pflegefachkräfte geht es nachfolgend um das aktuelle Wissen der befragten Pflegefachkräfte zu nichtmedikamentösen Maßnahmen im Rahmen der Schmerztherapie.

7.3.3 Wissen der Pflegefachkräfte zu nichtmedikamentösen Interventionen

In der nachfolgenden Darstellung sind Angaben (Mehrfachnennungen) der befragten Pflegefachkräfte zu nichtmedikamentösen Maßnahmen dargestellt, welche in physiologische und psychologische Interventionen unterteilt wurden. Der Expertenstandard zum Schmerzmanagement unterteilt nichtmedikamentöse Maßnahmen in die Kategorien „peripher wirkende Maßnahmen" und in „zentral wirkende Maßnahmen" (Metzing 2004, S. 71ff. In: Schiemann et al., 2004). Carr et al. (2010) unterscheiden in physiologische und psychologische nichtmedikamentöse Maßnahmen. Letztere wird nachfolgend verwendet, da vermutlich diese Unterteilung den Pflegenden in der Praxis in Deutschland bekannter ist.

Tabelle 16: Aktuelles Wissen der Befragten zu nichtmedikamentösen Maßnahmen, nach Gruppen

Expertenstandard	Wissen über nichtmedikamentöse Maßnahmen		
	physiologische Maßnahmen	psychologische Maßnahmen	gesamt
bis 2008 eingeführt (A)	315 256,0 %	111 90,2 %	123 100 %
ab 2009 eingeführt (B)	673 382,3 %	233 132,3 %	176 100 %
zum Zeitpunkt der Studie nicht eingeführt (C)	463 392,3 %	165 139,8 %	118 100 %

Wie aus der Tabelle 16 ersichtlich, nennen die befragten Pflegefachkräfte der Gruppe A 426 nichtmedikamentöse Maßnahmen. In der Gruppe A konnte jede befragte Pflegefachkraft 3,1 nichtmedikamentöse Maßnahmen nennen. In den Einrichtungen, die ab dem Jahre 2009 den Expertenstandard eingeführt haben, werden von den Pflegenden insgesamt 906 Maßnahmen genannt. Im Durchschnitt kann jede Fachkraft 4,8 nichtmedikamentöse Maßnahmen in der Gruppe B nennen. Die Pflegenden der Einrichtungen, welche den Expertenstandard zum Zeitpunkt der Befragung nicht eingeführt haben, haben 628 nichtmedikamentöse Maßnahmen zur Schmerztherapie angegeben. Im Durchschnitt ergibt dies ein Wert von 4,8 Maßnahmen je befragte Pflegefachkraft in der Gruppe C. Aufgrund der aufgezeigten Durchschnittswerte kann kein Unterschied in den Gruppen A, B und C zum Wissen nichtmedikamentöser Maßnahmen abgeleitet werden.

Die von den Befragten im Fragebogen am häufigsten genannten physiologischen, nichtmedikamentösen Maßnahmen werden nachfolgend dargestellt. Die Aufzählung stellt gleichzeitig die Rangfolge der Nennungen dar:

- Mobilitätsförderung und Lagerungstechniken
- Thermische Interventionen
- Einreibungen und Massage
- Sonstige Therapien, insbesondere Physiotherapie und Ergotherapie

- Akupressur und Akupunktur
- Aromen und Getränke, z.B. spezielle Tees
- Entspannungsbäder.

In allen Einrichtungen werden thermische Interventionen, die Mobilitätsförderung/Lagerung sowie Einreibungen/Massage am häufigsten genannt. Unter sonstigen Therapien sind die von anderen Berufsgruppen durchgeführten Therapien zu verstehen wie z. B. Ergotherapie und Physiotherapie. Aromen/Getränke, Akupunktur/Akupressur sowie Bäder werden von allen Befragten in allen Gruppen seltener genannt.

Folgende psychologische nichtmedikamentöse Maßnahmen wurden genannt:

- Entspannungstechniken, insbesondere Musik
- Zuwendung und Gesprächsführung
- Ablenkung und Beschäftigung.

7.3.4 Wissen über Modelle und Interventionen im Schmerzmanagement

In den nachfolgenden Ergebnissen wird das aktuelle Wissen der Pflegefachkräfte zu theoretischen Modellen sowie zu pflegerischen Interventionen im Rahmen des pflegerischen Schmerzmanagements aufgezeigt.

Tabelle 17: Bekanntheit des WHO-Stufenschemas bei den Befragten, nach Gruppen

Expertenstandard	WHO-Stufenschema zur Schmerztherapie		
	bekannt	nicht bekannt	gesamt
bis 2008 eingeführt (A)	101 82,8 %	21 17,2 %	122 100 %
ab 2009 eingeführt (B)	138 81,7 %	31 18,3 %	169 100 %
zum Zeitpunkt der Studie nicht eingeführt (C)	72 60,5 %	47 39,5 %	119 100 %

Chi-Quadrat χ^2 = 21,617, df = 2, p = 0,000; C = 0,224

In Tabelle 17 sind die Ergebnisse dargestellt, ob das Stufenschema der Weltgesundheitsorganisation (WHO) den Befragten bekannt ist. Das Stufenschema ist in der Gruppe A 82,8 % (n = 101) und in der Gruppe B 81,7 % (n = 138) der Befragten bekannt. In der Gruppe C kennen 60,5 % (n = 72) das Stufenschema der WHO. Der Wert zum Chi-Quadrat-Test sowie der berechnete Kontingenzkoeffizient bestätigen einen signifikanten Unterschied in der Bekanntheit des WHO-Stufenschemas bei den Befragten der Gruppen A, B und C (χ^2 = 21,617, df = 2, p = 0,000; C = 0,224).

Tabelle 18: Bekanntheit des Algorithmus nach Strohbrücker und Osterbrink bei den Befragten, nach Gruppen

Expertenstandard	Algorithmus nach Strohbrücker und Osterbrink		
	bekannt	nicht bekannt	gesamt
bis 2008 eingeführt (A)	35 31,0 %	78 69,0 %	113 100 %
ab 2009 eingeführt (B)	16 10,7 %	133 89,3 %	149 100 %
zum Zeitpunkt der Studie nicht eingeführt (C)	7 6,5 %	101 93,5 %	108 100 %

Chi-Quadrat $\chi 2$ = 29,660, df = 2, p = 0,000; C = 0,272

Wie der Tabelle 18 zu entnehmen ist, kennen den Algorithmus nach Strohbrücker und Osterbrink in der Gruppe A 31,0 % (n = 35) der Befragten, in der Gruppe B sind es 10, 7 % (n = 16) und in der Gruppe C kennen 6,5 % (n = 7) den erwähnten Algorithmus. Insgesamt machten 83 Pflegefachkräfte zur Bekanntheit des Algorithmus keine Angaben. Die Werte zum Chi-Quadrat-Test sowie zum Kontingenzkoeffizienten bestätigen einen signifikanten Unterschied in den Gruppen A, B und C zur Bekanntheit des Algorithmus nach Strohbrücker und Osterbrink ($\chi 2$ = 29,660, df = 2, p = 0,000; C = 0,272).

Tabelle 19: Bekanntheit der Verlaufskontrolle nach der Schmerzmittelverabreichung bei den Befragten, nach Gruppen

Expertenstandard	Verlaufskontrolle nach Schmerzmittelverabreichung (orale Gabe 60 Minuten – intravenöse Gabe 30 Minuten)		
	bekannt	nicht bekannt	gesamt
bis 2008 eingeführt (A)	115 87,1 %	17 12,9 %	132 100 %
ab 2009 eingeführt (B)	159 91,4 %	15 8,6 %	174 100 %
zum Zeitpunkt der Studie nicht implementiert (C)	102 82,9 %	21 17,1 %	123 100 %

Chi-Quadrat $\chi 2$ = 4,803, df = 2, p = 0,91; C = 0,105

Wie das Ergebnis in Tabelle 19 zeigt, ist 87,1 % (n = 115) der Befragten der Gruppe A die beschriebene Verlaufskontrolle bekannt, in der Gruppe B geben dies 91,4 % (n = 159) und in der Gruppe C 82,9 % (n = 102) an. Die Werte zum Chi-Quadrat-Test sowie zum Kontingenzkoeffizienten bestätigen keinen signifikanten Unterschied bezüglich der Bekanntheit der Verlaufskontrolle nach der Schmerzmittelverabreichung in den Gruppen A, B und C ($\chi 2$ = 4,803, df = 2, p = 0,91; C = 0,105).

Tabelle 20: Bekanntheit der Verabreichung der Bedarfsmedikation von Schmerzmedikamenten zur Vermeidung von Schmerzspitzen bei den Befragten, nach Gruppen

Expertenstandard	Gabe einer Bedarfsmedikation zur Vermeidung von Schmerzspitzen		
	bekannt	nicht bekannt	gesamt
bis 2008 eingeführt (A)	116 90,6 %	12 9,4 %	128 100 %
ab 2009 eingeführt (B)	164 94,8 %	9 5,2 %	173 100 %
zum Zeitpunkt der Studie nicht eingeführt (C)	107 84,3 %	20 15,7 %	127 100 %

Chi-Quadrat $\chi 2$ = 9,412, df = 2, p = 0,009; C = 0,147

Wie in der Tabelle 20 dargestellt, sind den Befragten in Gruppe A mit 90,6 % (n = 116), in der Gruppe B mit 94,8 % (n = 164) und in der Gruppe C mit 84,3 % (n = 107) die Verabreichung der Bedarfsmedikation zur Vermeidung von Schmerzspitzen bekannt. Die Werte des Chi-Quadrat-Tests sowie des Kontingenzkoeffizienten zeigen einen signifikanten Unterschied in der Bekanntheit der Verabreichung der Bedarfsmedikation in den Gruppen A, B und C ($\chi 2$ = 9,412, df = 2, p = 0,009; C = 0,147).

7.4 Pflegerische Interventionen im pflegerischen Schmerzmanagement

In den nachfolgenden Ausführungen werden die Ergebnisse zu Assessmentinstrumenten zur Schmerzeinschätzung bei Bewohnern mit bzw. ohne kognitive Einschränkungen vorgestellt, die in der Einrichtung zur Verfügung stehen.

7.4.1 Instrumente zur Schmerzeinschätzung bei Bewohnern ohne kognitive Einschränkungen

Im Fragebogen wurde bei der Frage nach den zur Verfügung stehenden Assessmentinstrumenten in den Einrichtungen zwischen Instrumenten bei Bewohnern mit und ohne kognitive Einschränkungen unterschieden. Tabelle 21 und 22 zeigen die Angaben (Mehrfachnennungen) der Befragten. Bei der Kategorisierung der zur Verfügung stehenden Assessmentinstrumenten bei Bewohnern mit kognitiven Einschränkungen wird den thematischen Ausführungen von Sabine Metzing (2004, S. 53ff. In: Schiemann et al., 2004) im Expertenstandard zum Schmerzmanagement gefolgt. Die Kategorisierung bei Bewohnern ohne kognitiven Einschränkungen lehnt sich an die Ausführungen von Strohbrücker im Expertenstandard zum Schmerzmanagement an (2004, S. 34ff. In: Schiemann et al., 2004).

Tabelle 21: Zur Verfügung stehende Assessmentinstrumente zur Schmerzeinschätzung bei Bewohnern ohne kognitive Einschränkungen, nach Gruppen

Expertenstandard	Zur Verfügung stehende Assessmentinstrumente bei Bewohnern ohne kognitive Einschränkungen					
	VRS	NRS	VAS	GRS	STB	nicht möglich
bis 2008 eingeführt (A)	5 5,1 %	36 36,7 %	3 3,0 %	1 1,0 %	0 0,0 %	39 39,7 %
ab 2009 eingeführt (B)	2 1,4 %	91 67,4 %	2 1,4 %	16 11,8 %	4 2,9 %	100 74,0 %
zum Zeitpunkt der Studie nicht eingeführt (C)	4 4,7 %	16 18,8 %	2 2,3 %	2 2,3 %	2 2,3 %	33 38,8 %

Legende: VRS = verbale Rating Skala, NRS = numerische Rating Skala, VAS = visuelle Rating Skala, GRS = Gesichter-Rating-Skala, STB = Schmerztagebuch

Wie der Tabelle 21 zu entnehmen ist, geben 36,7 % (n = 36) in der Gruppe A, 67,4 % (n = 91) in der Gruppe B und 18,8 % (n = 16) in der Gruppe C an, dass die Numerische Rating Skala (NRS) in ihrer Einrichtung zur Verfügung steht. In der Gruppe B wird die Gesichter Rating Skala neben der NRS mit 11,8 % genannt. Eine Besonderheit in der Gruppe B ist, dass sieben Pflegefachkräfte angeben haben, dass in der Einrichtung ein eigenes Instrument entwickelt wurde. Aufgrund der Angaben der Befragten konnten in der Gruppe A 39 Angaben (39,7 %), in der Gruppe B 100 Nennungen (74,0 %) und in der Gruppe C 33 Angaben (38,8 %) keiner der Kategorien zu einem Assessmentinstrument zugeordnet werden. Die Befragten machten Angaben zur Schmerzeinschätzung ohne ein standardisiertes Assessmentinstrument (z.B. Bobachtung). Dies nannten in der Gruppe A 9,8 % (n = 10), in der Gruppe B 5,0 % (n = 8) und in der Gruppe C 47,6 % (n = 30).

Nach der Darstellung der Assessmentinstrumente für Bewohner ohne kognitive Einschränkungen, folgen nun die zur Verfügung stehenden Assessmentinstrumente zur Schmerzeinschätzung bei Bewohnern mit kognitiven Einschränkungen.

Tabelle 22: Kategorisierung der zur Verfügung stehenden Assessmentinstrumente zur Schmerzeinschätzung bei Bewohnern mit kognitiven Einschränkungen, nach Gruppen

Expertenstandard	Kategorisierung der Assessmentinstrumente bei Bewohnern mit kognitiven Einschränkungen						
	VRS	NRS	VAS	GRS	STB	BS	nicht möglich
bis 2008 eingeführt (A)	0 0,0 %	2 3,1 %	1 1,5 %	8 12,5 %	0 0,0 %	33 51,5 %	20 31,2 %
ab 2009 eingeführt (B)	0 0,0 %	3 1,7 %	3 1,7 %	27 15,3 %	0 0,0 %	106 60,2 %	37 21,0 %
zum Zeitpunkt der Studie nicht eingeführt (C)	1 2,3 %	1 2,3 %	0 0,0 %	11 26,1 %	1 2,3 %	15 35,7 %	13 30,9 %

Legende: VRS = verbale Rating Skala, NRS = numerische Rating Skala, VAS = visuelle Rating Skala, GRS = Gesichter-Rating-Skala, STB = Schmerztagebuch, BS = Beobachtungsskala

Wie der Tabelle 22 zu entnehmen ist, geben 51,5 % (n = 33) in der Gruppe A, 60,2 % (n = 106) in der Gruppe B und 35,7 % (n = 15) in der Gruppe C an, dass eine Beobachtungsskala (BS) in ihrer Einrichtung zur Verfügung steht. In der Gruppe B wird die Gesichter Rating Skala neben der BS mit 15,3 % (n= 27), in der Gruppe A mit 12,5 % (n = 8) und in der Gruppe C mit 26,1 % (n = 11) genannt. Aufgrund der Angaben der Befragten konnten in der Gruppe A 20 Angaben (31,2 %), in der Gruppe B 37 Nennungen (21,0 %) und in der Gruppe C 13 Angaben (30,9 %) keiner der Kategorien zugeordnet werden. Die Befragten machten auch hier Angaben zur Schmerzeinschätzung ohne ein standardisiertes Assessmentinstrument (z.B. Bobachtung). Dies nannten in der Gruppe A 16,1 % (n = 16), in der Gruppe B 12,8 % (n = 20) und in der Gruppe C 64,4 % (n = 38).

Als nächstes werden die Ergebnisse dargestellt, welche Medikamente zur Schmerztherapie in den Einrichtungen am häufigsten zum Einsatz kommen.

7.4.2 Medikamentöse Schmerzbehandlung

Die Befragten wurden im Fragebogen gebeten, Medikamentennamen zu nennen (Mehrfachnennungen), die in ihrer Einrichtung am häufigsten zur Schmerztherapie zum Zeitpunkt der Studie eingesetzt werden. Für die Auswertung der Antworten der Befragten erfolgte eine Kategorisierung/Zuordnung der Nennungen nach dem WHO-Stufenschema (Stufe 1 = Nichtopioide; Stufe 2 = schwache Opioide; Stufe 3 = starke Opioide) sowie nach Co-Analgetika. Diese Kategorisierung folgt den Ausführungen von Barbara Strohbrücker (2004) im Expertenstandard Schmerzmanagement zu der Auswahl von Analgetika nach dem WHO-Stufenplan (In: Schiemann et al., 2004, S. 64). Anschließend werden die am häufigsten genannten Medikamente der Befragten in einer einfachen Aufzählung dargestellt.

Tabelle 23: Medikamente zur Schmerztherapie nach WHO-Stufenschema, nach Gruppen

Expertenstandard	Medikamente zur Schmerztherapie nach WHO-Stufenschema				
	WHO-Stufe 1	WHO-Stufe 2	WHO-Stufe 3	Co - Medikation	gesamt
bis 2008 eingeführt (A)	263 200,7 %	96 73,3 %	150 114,5 %	4 3,1 %	131 100 %
ab 2009 eingeführt (B)	482 263,4 %	176 96,2 %	192 104,9 %	6 3,3 %	183 100 %
zum Zeitpunkt der Studie nicht eingeführt (C)	365 299,2 %	142 116,4 %	163 133,6 %	12 9,8 %	122 100 %

Tabelle 23 zeigt in der Gruppe A 263 Nennungen (200,7 %), in der Gruppe B 482 (263,4 %) und in der Gruppe C 365 Angaben (299,2 %), die der WHO-Stufe 1 (Nichtopioide) zugeordnet werden. Zu der WHO-Stufe 2 (schwache Opioide) wurden 96 Angaben (73,3 %) aus der Gruppe A, 176 (96,2 %) aus der Gruppe B und 142 Nennungen (116,4 %) aus der Gruppe C zugeordnet. Starke Opioide nach der WHO-Stufe 3 wurden in der Gruppe A 150 (114,5 %), in der Gruppe B 192 (104,9 %) und in der Gruppe C 163 (133,6 %) genannt.

Nachfolgend sind die drei häufigsten Medikamentennamen dargestellt.

Tabelle 24: Die am häufigsten genannten Schmerzmedikamente, nach Gruppen

Expertenstandard	Die am häufigsten genannten Schmerzmedikamente				
	WHO-Stufe 1	WHO-Stufe 2	WHO-Stufe 3	Co - Medikation	gesamt
bis 2008 eingeführt (A)	Novalgin Ibuprofen Paracetamol	Tramal Tilidin Valoron	Fentanyl Oxygesic Durogesic	Haldol Melperon Lyrica	131
ab 2009 eingeführt (B)	Novalgin Ibuprofen Paracetamol	Tramal Tilidin Valoron	Fentanyl Oxygesic Durogesic	Neuroleptika MCP Lyrica	183
zum Zeitpunkt der Studie nicht eingeführt (C)	Novalgin Ibuprofen Paracetamol	Tramal Tilidin Valoron	Fentanyl Oxygesic Durogesic	Neuroleptika Spasmolytika Lyrica	122

Das Ergebnis in Tabelle 24 zeigt, dass von den befragten Pflegefachkräften in allen drei Gruppen in der WHO-Stufe 1, 2 und 3 die gleichen Medikamentennamen angegeben wurden. Bei den Co-Medikationen werden Neuroleptika und Lyrica am häufigsten genannt.

7.4.3 Pflegerische Interventionen bei Bewohnern ohne kognitive Einschränkungen

Die nächsten Ergebnisse zeigen die aktuell durchgeführten pflegerischen Interventionen zum pflegerischen Schmerzmanagement zum Zeitpunkt der Studie. Begonnen wird mit Maßnahmen zum Schmerzmanagement bei Bewohnern ohne kognitive Einschränkungen.

Tabelle 25: Häufigkeit der Befragung des Bewohners nach der Heimaufnahme, nach Gruppen

Expertenstandard	Häufigkeit der Befragung von Bewohnern zu Schmerzen nach der Heimaufnahme			
	nie/selten	häufig	immer	gesamt
bis 2008 eingeführt (A)	17 13,1 %	25 19,2 %	88 67,7 %	130 100 %
ab 2009 eingeführt (B)	33 17,8 %	40 21,6 %	112 60,5 %	185 100 %
zum Zeitpunkt der Studie nicht eingeführt (C)	27 21,8 %	33 26,6 %	64 51,6 %	124 100 %

Chi-Quadrat $\chi 2 = 7{,}110$, df = 4, p = 0,130; C = 0,126

Das Ergebnis in Tabelle 25 zeigt, dass 67,7 % (n = 88) der Befragten der Gruppe A den Bewohner nach der Heimaufnahme zu Schmerzen befragen, in der Gruppe B sind es 60,5 % (n = 112) und in der Gruppe C 51,6 % (n = 64) der Befragten. Die Werte zum Chi-Quadrat-Test sowie dem Kontingenzkoeffizienten zeigen keine signifikanten Unterschiede in den Gruppen A, B und C zur Häufigkeit der Befragung von Bewohnern nach der Heimaufnahme zu Schmerzen ($\chi 2$ = 7,110, df = 4, p = 0,130; C = 0,126).

Tabelle 26: Häufigkeit einer systematischen Schmerzeinschätzung der Bewohner mit einem Assessmentinstrument, nach Gruppen

Expertenstandard	Systematische Schmerzeinschätzung mit einem Assessmentinstrument			
	nie/selten	häufig	immer	gesamt
bis 2008 eingeführt (A)	39 30,5 %	24 18,8 %	65 50,8 %	128 100 %
ab 2009 eingeführt (B)	34 18,8 %	46 25,4 %	101 55,8 %	181 100 %
zum Zeitpunkt der Studie nicht eingeführt (C)	75 64,7 %	16 13,8 %	25 21,6 %	116 100 %

Chi-Quadrat $\chi 2$ = 68,472, df = 4, p = 0,000; C = 0,372

Wie Tabelle 26 zeigt, führen 55,8 % (n = 101) der Befragten in der Gruppe B „immer" eine Schmerzeinschätzung mit einem standardisierten Assessmentinstrument durch. In der Gruppe A geben dies 50,8 % (n = 65) an. Von den Befragten in der Gruppe C geben 21,6 % (n = 25) an, dass sie „immer" eine systematische Schmerzeinschätzung mit einem Instrument durchführen. Werte zum Chi-Quadrat-Test sowie zum Kontingenzkoeffizienten zeigen „hoch" signifikante Unterschiede bei der systematischen Schmerzeinschätzung mit einem Assessmentinstrument in den Gruppen A, B und C ($\chi 2$ = 68,472, df = 4, p = 0,000; C = 0,372).

Tabelle 27: Häufigkeit der Befragung des Bewohners zur Schmerzintensität zu festgelegten Zeitabständen, nach Gruppen

Expertenstandard	Befragung des Bewohners zur Schmerzintensität zu festgelegten Zeitabständen			
	nie/selten	häufig	immer	gesamt
bis 2008 eingeführt (A)	23 17,7 %	42 32,3 %	65 50,0 %	130 100 %
ab 2009 eingeführt (B)	15 8,2 %	72 39,1 %	97 52,7 %	184 100 %
zum Zeitpunkt der Studie nicht eingeführt (C)	19 15,3 %	52 41,9 %	53 42,7 %	124 100 %

Chi-Quadrat $\chi2$ = 9,248, df = 4, p = 0,055; C = 0,144

Die Befragten der Gruppe B geben mit 52,7 % (n = 97), wie Tabelle 27 zeigt an, eine Befragung des Bewohners zur Schmerzintensität zu festgelegten Zeitabständen „immer" durchzuführen. Von den Befragten der Gruppe A geben dies 50,0 % (n = 65) an und von den Pflegenden der Gruppe C sind es 42,7 % (n = 53). Werte des Chi-Quadrat-Tests sowie des Kontingenzkoeffizienten zeigen einen signifikanten Unterschied bei der Häufigkeit der Befragung von Bewohnern zur Schmerzintensität in den Gruppen A, B und C ($\chi2$ = 9,248, df = 4, p = 0,055; C = 0,144).

Tabelle 28: Häufigkeit der Besprechung der Schmerzeinschätzungen mit dem Pflegeteam, nach Gruppen

Expertenstandard	Besprechung der Schmerzeinschätzungen mit dem Pflegeteam			
	nie/selten	häufig	immer	gesamt
bis 2008 eingeführt (A)	9 6,8 %	46 34,8 %	77 58,3 %	132 100 %
ab 2009 eingeführt (B)	15 8,1 %	64 34,4 %	107 57,5 %	186 100 %
zum Zeitpunkt der Studie nicht eingeführt (C)	12 9,5 %	39 31,0 %	75 59,5 %	126 100 %

Chi-Quadrat $\chi2 = 0,955$, df = 4, p = 0,911; C = 0,047

Das Ergebnis in Tabelle 28 zeigt, dass die Befragten der Gruppe A mit 58,3 % (n = 77), in der Gruppe B mit 57,5 % (n = 107) und in der Gruppe C mit 59,5 % (n = 75) die Schmerzeinschätzungen „immer" mit dem Pflegeteam besprechen. Die Werte des Chi-Quadrat-Tests sowie des Kontingenzkoeffizienten zeigen keinen signifikanten Unterschied bei der Besprechung der Schmerzeinschätzungen mit dem Pflegeteam in den Gruppen A, B und C ($\chi2 = 0,955$, df = 4, p = 0,911; C = 0,047).

Tabelle 29: Häufigkeit der Befragung des Bewohners zu schmerzbedingten Problemen zu festgelegten Zeiten, nach Gruppen

Expertenstandard	Befragung des Bewohners zu festgelegten Zeiten zu schmerzbedingten Problemen			
	nie/selten	häufig	immer	gesamt
bis 2008 eingeführt (A)	39 29,8 %	35 26,7 %	57 43,5 %	131 100 %
ab 2009 eingeführt (B)	41 22,3 %	65 35,3 %	78 42,4 %	184 100 %
zum Zeitpunkt der Studie nicht eingeführt (C)	31 25,6 %	47 38,8 %	43 35,5 %	121 100 %

Chi-Quadrat $\chi 2$ = 5,846, df =4, p = 0,211; C = 0,115

Die Befragten der Gruppe A geben mit 43,5 % (n = 57), in der Gruppe B mit 42,8 % (n = 78) und in der Gruppe C mit 35,5 % (n = 43) an, den Bewohner in festgelegten Zeitabständen „immer" zu schmerzbedingten Problemen zu befragen (s. Tabelle 29). Die Werte des Chi-Quadrat-Tests sowie des Kontingenzkoeffizienten zeigen keinen signifikanten Unterschied zur Befragung nach schmerzbedingten Problemen in den Gruppen A, B und C ($\chi 2$ = 5,846, df = 4, p = 0,211; C = 0,115).

7.4.4 Pflegerische Interventionen bei Bewohnern mit kognitiven Einschränkungen

Nachdem die Interventionen zum pflegerischen Schmerzmanagement bei Bewohnern ohne kognitive Einschränkungen vorgestellt wurden, folgen nun die Ergebnisse der Maßnahmen zum Schmerzmanagement bei Bewohnern mit kognitiven Einschränkungen.

Tabelle 30: Häufigkeit der Befragung/Beobachtung nach Heimaufnahme, nach Gruppen

Expertenstandard	Befragung/Beobachtung des Bewohners nach Heimaufnahme			
	nie/selten	häufig	immer	gesamt
bis 2008 eingeführt (A)	20 16,0 %	26 20,8 %	79 63,2 %	125 100 %
ab 2009 eingeführt (B)	27 14,8 %	36 19,8 %	119 65,4 %	182 100 %
zum Zeitpunkt der Studie nicht eingeführt (C)	21 16,7 %	34 27,0 %	71 56,3 %	126 100 %

Chi-Quadrat $\chi^2 = 3{,}072$, df = 4, p = 0,546; C = 0,084

Das Ergebnis in Tabelle 30 zeigt, dass 63,2 % (n = 79) der Befragten der Gruppe A den Bewohner nach der Heimaufnahme zu Schmerzen befragen/beobachten, in der Gruppe B sind es 65,4 % (n = 119) und in der Gruppe C 56,3 % (n = 71) der Befragten. Die Werte zum Chi-Quadrat-Test sowie dem Kontingenzkoeffizienten zeigen keine signifikanten Unterschied in den Gruppen A, B und C zur Häufigkeit der Befragung/Beobachtung von Bewohnern nach der Heimaufnahme zu Schmerzen ($\chi^2 = 3{,}072$, df = 4, p = 0,546; C = 0,084).

Tabelle 31: Häufigkeit einer systematischen Schmerzeinschätzung mit einem Assessmentinstrument, nach Gruppen

Expertenstandard	Systematische Schmerzeinschätzung mit einem Assessmentinstrument			
	nie/selten	häufig	immer	gesamt
bis 2008 eingeführt (A)	38	21	65	124
	30,6 %	16,9 %	52,4 %	100 %
ab 2009 eingeführt (B)	33	54	91	178
	18,5 %	30,3 %	51,1 %	100 %
zum Zeitpunkt der Studie nicht eingeführt (C)	73	16	25	114
	64,0 %	14,0 %	21,9 %	100 %

Chi-Quadrat $\chi2$ = 69,607, df = 4, p = 0,000; C = 0,379

Dem Ergebnis in der Tabelle 31 ist zu entnehmen, dass in der Gruppe A 52,4 % (n = 65), in der Gruppe B 51,1 % (n = 91) und in der Gruppe C 21,9 % (n = 25) „immer" eine Schmerzeinschätzung mit einem Assessmentinstrument durchführen. Die Werte des Chi-Quadrat-Tests sowie des Kontingenzkoeffizienten zeigen einen „hoch" signifikanten Unterschied bei der systematischen Schmerzeinschätzung mit einem Assessmentinstrument in den Gruppen A, B und C ($\chi2$ = 69,607, df = 4, p = 0,000; C = 0,379). 37 Pflegefachkräfte beantworteten diese Frage nicht.

Tabelle 32: Häufigkeit der Beobachtung des Bewohners auf Schmerzhinweise in festgelegten Zeiten, nach Gruppen

Expertenstandard	Häufigkeit der Beobachtung des Bewohners in festgelegten Zeitabständen auf Schmerzhinweise			
	nie/selten	häufig	immer	gesamt
bis 2008 eingeführt (A)	14 10,7 %	39 29,8 %	78 59,5 %	131 100 %
ab 2009 eingeführt (B)	7 3,8 %	66 35,7 %	112 60,5 %	185 100 %
zum Zeitpunkt der Studie nicht eingeführt (C)	16 13,0 %	41 33,3 %	66 53,7 %	123 100 %

Chi-Quadrat $\chi2$ = 10,042, df = 4, p = 0,040; C = 0,150

Die Befragten der Gruppe B geben mit 60,5 % (n = 112), die Gruppe A mit 59,5 % (n = 78) und die Gruppe C mit 53,7 % (n = 66) an, den Bewohner in festgelegten Zeitabständen „immer" auf Schmerzhinweise zu beobachten. Die Werte des Chi-Quadrat-Tests sowie des Kontingenzkoeffizienten zeigen einen signifikanten Unterschied in den Gruppen A, B und C ($\chi2$ = 10,042, df = 4, p = 0,040; C = 0,150) (s. Tabelle 32).

Tabelle 33: Häufigkeit einer Schmerzeinschätzung, wenn das Verhalten des Bewohners auf Schmerzen hinweist, nach Gruppen

Expertenstandard	Durchführung einer Schmerzeinschätzung wenn das Verhalten des Bewohners auf Schmerzen hinweist			
	nie/selten	häufig	immer	gesamt
bis 2008 eingeführt (A)	11 8,5 %	33 25,4 %	86 66,2 %	130 100 %
ab 2009 eingeführt (B)	9 4,9 %	51 27,7 %	124 67,4 %	184 100 %
zum Zeitpunkt der Studie nicht eingeführt (C)	20 16,5 %	35 28,9 %	66 54,5 %	121 100 %

Chi-Quadrat $\chi 2$ = 13,275, df = 4, p = 0,010; C = 0,172

Die befragten Pflegefachkräfte in der Gruppe A geben mit 66,2 % (n = 86) und in der Gruppe B mit 67,4 % (n = 124) an „immer" eine Schmerzeinschätzung durchführen, wenn das Verhalten des Bewohners auf Schmerzen hindeutet, wie Tabelle 33 zeigt. In der Gruppe C geben dies 54,5 % (n = 66) an. 18 Befragte beantworteten diese Frage nicht. Die Werte des Chi-Quadrat-Tests sowie des Kontingenzkoeffizienten zeigen einen signifikanten Unterschied in den Gruppen A, B und C bei der Durchführung einer Schmerzeinschätzung, wenn das Verhalten des Bewohners auf Schmerzen hindeutet ($\chi 2$ = 13,275, df = 4, p = 0,010; C = 0,172).

Tabelle 34: Häufigkeit der Besprechung der Schmerzeinschätzungen mit dem Pflegeteam, nach Gruppen

Expertenstandard	Besprechung der Schmerzeinschätzungen mit dem Pflegeteam			
	nie/selten	häufig	immer	gesamt
bis 2008 eingeführt (A)	8 6,1 %	36 27,5 %	87 66,4 %	131 100 %
ab 2009 eingeführt (B)	12 6,5 %	48 25,8 %	126 67,7 %	186 100 %
zum Zeitpunkt der Studie nicht eingeführt (C)	9 7,3 %	37 29,8 %	78 62,9 %	124 100 %

Chi-Quadrat $\chi2$ = 0,846, df = 4, p = 0,932; C = 0,044

In der Tabelle 34 ist zu sehen, dass 62,9 % (n = 78) der Befragten in der Gruppe C, 67,7 % (n = 126) in der Gruppe B und 66,4 % (n = 87) in der Gruppe A „immer" die Schmerzeinschätzungen mit dem Pflegeteam besprechen. Die Werte des Chi-Quadrat-Tests sowie des Kontingenzkoeffizienten zeigen keinen signifikanten Unterschied bei der Besprechung der Schmerzeinschätzungen mit dem Pflegeteam in den Gruppen A, B und C ($\chi2$ = 0,846, df = 4, p = 0,932; C = 0,044).

Tabelle 35: Häufigkeit der Befragung von Angehörigen/Betreuern zu schmerzbedingten Problemen, nach Gruppen

Expertenstandard	Befragung von Angehörigen/Betreuer zu schmerzbedingten Problemen			
	nie/selten	häufig	immer	gesamt
bis 2008 eingeführt (A)	20 15,9 %	44 34,9 %	62 49,2 %	126 100 %
ab 2009 eingeführt (B)	39 21,0 %	54 29,0 %	93 50,0 %	186 100 %
zum Zeitpunkt der Studie nicht eingeführt (C)	19 15,7 %	44 36,4 %	58 47,9 %	121 100 %

Chi-Quadrat $\chi 2$ = 3,090, df = 4, p = 0,543; C = 0,084

Die befragten Pflegefachkräfte der Gruppe A geben mit 49,2 % (n = 62) an, die Angehörigen/Betreuer „immer" zu schmerzbedingten Problemen des Bewohners zu befragen. Die Befragten in der Gruppe B geben dies mit 50,0 % (n = 93) und in der Gruppe C mit 47,9 % (n = 62) an (s. Tabelle 35). Die Werte des Chi-Quadrat-Tests sowie der Kontingenzkoeffizienten zeigen keinen signifikanten Unterschied bei der Befragung von Angehörigen/Betreuern zu schmerzbedingten Problemen des Bewohners in den Gruppen A, B und C ($\chi 2$ = 3,090, df = 4, p = 0,543; C = 0,084).
Im weiteren Verlauf werden nun die am häufigsten angewandten nichtmedikamentösen Maßnahmen in der Pflegepraxis dargestellt.

7.4.5 Häufigste Anwendung nichtmedikamentöser Maßnahmen

In der folgenden Darstellung sind Angaben der Pflegefachkräfte zu den nichtmedikamentösen Maßnahmen dargestellt, die zum Zeitpunkt der Untersuchung am häufigsten in der Pflegepraxis angewendet werden, unterteilt in physiologische und psychologische Interventionen (Mehrfachnennungen).

Tabelle 36: Am häufigsten angewandte nichtmedikamentöse Maßnahmen in der Pflegepraxis, nach Gruppen

Expertenstandard	Am häufigsten angewandte nichtmedikamentöse Maßnahmen in der Pflegepraxis		
	physiologische Maßnahmen	psychologische Maßnahmen	gesamt
bis 2008 eingeführt (A)	202 177,1 %	57 49,9 %	114 100 %
ab 2009 eingeführt (B)	438 257,6 %	117 68,8 %	170 100 %
zum Zeitpunkt der Studie nicht eingeführt (C)	294 309,4 %	91 95,7 %	95 100 %

In der Gruppe A werden, wie in der Tabelle 36 zu sehen ist, 202 (177,1 %) physiologische und 57 (49,9 %) psychologische nichtmedikamentöse Maßnahmen von den Befragten genannt, die am häufigsten zur Anwendung kommen. Dies ergibt im Durchschnitt in der Gruppe A für jede befragte Pflegefachkraft 1,8 Maßnahmen. In der Gruppe B werden 438 (257,6 %) physiologische und 117 (68,8 %) psychologische Maßnahmen genannt. Im Durchschnitt ergeben sich 2,9 Maßnahmen. In der Gruppe C wurden 294 (309,4 %) physiologische und 91 (95,7 %) psychologische Interventionen genannt, somit im Durchschnitt 2,9 Maßnahmen.

Die von den Befragten am häufigsten genannten physiologischen nichtmedikamentösen Maßnahmen werden nachfolgend aufgezeigt. Die Aufzählung stellt gleichzeitig die Rangfolge der Nennungen dar.

- Mobilitätsförderung und Lagerungstechniken
- Thermische Interventionen
- Einreibungen und Massage
- Sonstige Therapien, insbesondere Physiotherapie und Ergotherapie
- Aromen und Getränke, z. B. spezielle Tees
- Entspannungsbäder
- Akupressur und Akupunktur

Die von den Befragten am häufigsten genannten psychologischen nichtmedikamentösen Maßnahmen werden nachfolgend aufgezeigt. Die Aufzählung stellt gleichzeitig die Rangfolge der Nennungen dar.

- Zuwendung und Gesprächsführung
- Entspannungstechniken, insbesondere Musik
- Ablenkung und Beschäftigung

7.4.6 Pflegerische Maßnahmen im Rahmen der Schmerztherapie

Nachfolgend wird die Häufigkeit der pflegerischen Maßnahmen im Rahmen der Schmerztherapie dargestellt. Eine Differenzierung bei

Bewohnern mit oder ohne kognitive Einschränkungen erfolgte bei diesen Fragen nicht.

Tabelle 37: Häufigkeit der Verabreichung von Schmerzmedikamenten zu festgelegten Zeitpunkten, nach Gruppen

Expertenstandard	Verabreichung von Schmerzmedikamenten zu festgelegten Zeitpunkten		
	nie bis häufig	immer	gesamt
bis 2008 eingeführt (A)	8 6,0 %	125 94,0 %	133 100 %
ab 2009 eingeführt (B)	14 7,7 %	168 92,3 %	182 100 %
zum Zeitpunkt der Studie nicht eingeführt (C)	27 20,9 %	102 79,1 %	129 100 %

Chi-Quadrat $\chi 2$ = 18,350, df = 2, p = 0,000; C = 0,199

Von den Pflegenden der Gruppe A verabreichen 94,0 % (n = 125) „immer" zu festgelegten Zeitpunkten die Schmerzmedikation, in der Gruppe B sind es 92,3 % (n = 168) und in der Gruppe C 79,1 % (n = 102). Die Werte des Chi-Quadrat-Tests sowie des Kontingenzkoeffizienten zeigen einen „hoch" signifikanten Unterschied bei der Verabreichung der Schmerzmedikation zu festgelegten Zeitpunkten in den Gruppen A, B und C ($\chi 2$ = 18,350, df = 2, p = 0,000; C = 0,199). (s. Tabelle 37).

Tabelle 38: Häufigkeit der Wirkungskontrolle nach verabreichter Schmerzmedikation, nach Gruppen

Expertenstandard	Wirkungskontrolle der verabreichten Schmerzmedikation			
	nie/selten	häufig	immer	gesamt
bis 2008 eingeführt (A)	6 4,6 %	32 24,6 %	92 70,8 %	130 100 %
ab 2009 eingeführt (B)	4 7,9 %	54 29,3 %	126 68,5 %	184 100 %
zum Zeitpunkt der Studie nicht eingeführt (C)	9 7,0 %	40 31,2 %	79 61,7 %	128 100 %

Chi-Quadrat $\chi2$ = 6,124, df = 4, p = 0,190; C = 0,117

Die befragten Pflegefachkräfte der Gruppe A geben mit 70,8 % (n = 92) und in der Gruppe B mit 68,5 % (n = 126) an, dass „immer" nach der Verabreichung der Schmerzmedikation eine Wirkungskontrolle durchgeführt wird. In der Gruppe C sind dies 61,7 % (n = 79) der Befragten (s. Tabelle 38). Die Werte des Chi-Quadrat-Tests sowie des Kontingenzkoeffizienten zeigen keinen signifikanten Unterschied bei der Wirkungskontrolle nach verabreichter Schmerzmedikation in den Gruppen A, B und C ($\chi2$ = 6,124, df = 4, p = 0,190; C = 0,117). Null Zellen (0,0 %) haben eine erwartete Häufigkeit kleiner 5.

Tabelle 39: Häufigkeit der Bedarfsgabe wenn der Bewohner unter Schmerzen klagt, nach Gruppen

Expertenstandard	Bedarfsgabe wenn der Bewohner unter Schmerzen klagt		
	nie bis häufig	immer	gesamt
bis 2008 eingeführt (A)	26 19,5 %	107 80,5 %	133 100 %
ab 2009 eingeführt (B)	57 31,0 %	127 69,0 %	184 100 %
zum Zeitpunkt der Studie nicht eingeführt (C)	43 33,6 %	85 66,4 %	128 100 %

Chi-Quadrat $\chi2$ = 7,436, df = 2, p = 0,024; C = 0,128

In der Gruppe A verabreichen 80,5 % (n = 107), in der Gruppe B 69,0 % (n = 127) und in der Gruppe C 66,4 % (n = 85) „immer" ein Bedarfsmedikament wenn der Bewohner unter Schmerzen klagt (s. Tabelle 39). Die Werte des Chi-Quadrat-Tests sowie des Kontingenzkoeffizienten zeigen einen signifikanten Unterschied bei der Bedarfsgabe, wenn der Bewohner unter Schmerzen klagt in den Gruppen A, B und C ($\chi2$ = 7,436, df = 2, p = 0,024; C = 0,128).

Tabelle 40: Häufigkeit der Beobachtung auf Nebenwirkungen nach Schmerzmittelgabe, nach Gruppen

Expertenstandard	Beobachtung auf Nebenwirkungen nach Verabreichung der Schmerzmedikation			
	nie/selten	häufig	immer	gesamt
bis 2008 eingeführt (A)	14 10,5 %	24 18,0 %	95 71,4 %	133 100 %
ab 2009 eingeführt (B)	8 4,3 %	48 25,9 %	129 69,7 %	185 100 %
zum Zeitpunkt der Studie nicht eingeführt (C)	10 7,8 %	35 27,1 %	84 65,1 %	129 100 %

Chi-Quadrat $\chi2$ = 7,447, df = 4, p = 0,114; C = 0,128

Tabelle 40 gibt an, das in der Gruppe C mit 65,1 % (n = 84), in der Gruppe B mit 69,7 % (n = 129) und in der Gruppe A mit 71,4 % (n = 95) „immer" eine Beobachtung auf Nebenwirkungen nach Verabreichung der Schmerzmedikation erfolgt. Die Werte des Chi-Quadrat-Tests sowie des Kontingenzkoeffizienten zeigen keinen signifikanten Unterschied bei der Beobachtung auf Nebenwirkungen nach Verabreichung der Schmerzmedikation in den Gruppen A, B und C ($\chi2$ = 7,447, df = 4, p = 0,114; C = 0,128).

Tabelle 41: Häufigkeit der Beratung des Bewohners zum Schmerz, nach Gruppen

Expertenstandard	Beratung des Bewohners zum Schmerz in festgelegten Zeitabständen			
	nie/selten	häufig	immer	gesamt
bis 2008 eingeführt (A)	21 16,5 %	47 37,0 %	59 46,5 %	127 100 %
ab 2009 eingeführt (B)	37 20,2 %	78 42,6 %	68 37,2 %	183 100 %
zum Zeitpunkt der Studie nicht eingeführt (C)	36 29,8 %	44 36,4 %	41 33,9 %	121 100 %

Chi-Quadrat $\chi 2 = 9,066$, df = 4, p = 0,059; C = 0,144

Tabelle 41 ist zu entnehmen, dass in der Gruppe A 46,5 % (n = 59) der Befragten angeben, die Beratung „immer" in festgelegten Zeitabständen durchzuführen. In der Gruppe B sind es 37,2 % (n = 68) und in der Gruppe C 33,9 % (n = 41). 22 Fachkräfte beantworteten diese Frage nicht. Die Werte des Chi-Quadrat-Tests sowie des Kontingenzkoeffizienten zeigen einen signifikanten Unterschied bei der Beratung des Bewohners zum Schmerz in festgelegten Zeitabständen in den Gruppen A, B und C ($\chi 2 = 9,066$, df = 4, p = 0,059; C = 0,144).

Tabelle 42: Häufigkeit der Dokumentation der vom Bewohner angegebenen Schmerzen, nach Gruppen

Expertenstandard	Dokumentation der vom Bewohner angegebenen Schmerzen		
	nie bis häufig	immer	gesamt
bis 2008 eingeführt (A)	16 11,9 %	118 88,1 %	134 100 %
ab 2009 eingeführt (B)	30 16,2 %	155 83,8 %	185 100 %
zum Zeitpunkt der Studie nicht eingeführt (C)	25 19,5 %	103 80,5 %	128 100 %

Chi-Quadrat $\chi 2$ = 2,850, df = 2, p = 0,241; C = 0,080

Die Befragten der Gruppe C geben mit 80,5 % (n = 103), die Gruppe A mit 88,1 % (n = 118) und die Gruppe B mit 83,8 % (n = 155) an, die angegebenen Schmerzen des Bewohners „immer" zu dokumentieren, wie in der Tabelle 42 zu sehen ist. Die Werte des Chi-Quadrat-Tests sowie des Kontingenzkoeffizienten zeigen keinen signifikanten Unterschied bei der Dokumentation der vom Bewohner angegebenen Schmerzen in den Gruppen A, B und C ($\chi 2$ = 2,850, df = 2, p = 0,241; C = 0,080).

Tabelle 43: Häufigkeit der Berücksichtigung der Biografie im Umgang mit Schmerzen, nach Gruppen

Expertenstandard	Berücksichtigung der Biografie des Bewohners im Umgang mit Schmerzen			
	nie/selten	häufig	immer	gesamt
bis 2008 eingeführt (A)	23 17,3 %	32 24,1 %	78 58,6 %	133 100 %
ab 2009 eingeführt (B)	28 15,1 %	65 35,1 %	92 49,7 %	185 100 %
zum Zeitpunkt der Studie nicht eingeführt (C)	28 22,2 %	50 39,7 %	48 38,1 %	126 100 %

Chi-Quadrat $\chi 2$ = 12,897, df =4, p = 0,012; C = 0,168

Bei der Berücksichtigung der Biografie des Bewohners im Hinblick auf den eigenen Umgang mit Schmerzen zeigt die Tabelle 43, dass in der Gruppe A 58,6 % (n = 78) der Befragten angeben, die Biografie „immer" zu berücksichtigen. In der Gruppe B geben dies 49,7 % (n = 92) und in der Gruppe C 38,1 % (n= 48) an. Die Werte des Chi-Quadrat-Tests sowie der Kontingenzkoeffizienten zeigen einen signifikanten Unterschied bei der Häufigkeit der Berücksichtigung der Biografie des Bewohners im Umgang mit Schmerzen in den Gruppen A, B und C ($\chi 2$ = 12,897, df = 4, p = 0,012; C = 0,168).

7.5 Interdisziplinäre Zusammenarbeit im Schmerzmanagement

In den nachfolgenden Abbildungen sind die Ergebnisse zur interdisziplinären Zusammenarbeit mit dem Arzt und mit Therapeuten zum pflegerischen Schmerzmanagement aufgezeigt.

Tabelle 44: Häufigkeit der Besprechung der Schmerzeinschätzungen mit dem Arzt, nach Gruppen

Expertenstandard	Besprechung der Schmerzeinschätzung mit dem Arzt			
	nie/selten	häufig	immer	gesamt
bis 2008 eingeführt (A)	9	32	88	129
	7,0 %	24,8 %	68,2 %	100 %
ab 2009 eingeführt (B)	17	67	101	185
	9,2 %	36,2 %	54,6 %	100 %
zum Zeitpunkt der Studie nicht eingeführt (C)	9	34	83	126
	7,1 %	27,0 %	65,9 %	100 %

Chi-Quadrat $\chi 2$ = 7,253, df = 4, p = 0,123; C = 0,127

68,2 % (n = 88) der befragten Pflegefachkräfte der Gruppe A geben an, dass sie ihre Schmerzeinschätzungen „immer" mit dem Arzt besprechen. In der Gruppe B sind es 54,6 % (n = 101) und in der Gruppe C 65,9 % (n = 83) (s. Tabelle 44). Die Werte des Chi-Quadrat-Tests sowie des Kontingenzkoeffizienten zeigen keinen signifikanten Unterschied in der Häufigkeit der Besprechung der Schmerzeinschätzung mit dem Arzt in den untersuchten Gruppen A, B und C ($\chi 2$ = 7,253, df = 4, p = 0,123; C = 0,127).

Tabelle 45: Häufigkeit der Mitteilung an den Arzt über beobachtete schmerzmittelbedingte Nebenwirkungen, nach Gruppen

Expertenstandard	Mitteilung an den Arzt über schmerzmittelbedingte Nebenwirkungen			
	nie/selten	häufig	immer	gesamt
bis 2008 eingeführt (A)	8 6,1 %	22 16,8 %	101 77,1 %	131 100 %
ab 2009 eingeführt (B)	11 5,9 %	42 22,7 %	132 71,4 %	185 100 %
zum Zeitpunkt der Studie nicht eingeführt (C)	8 6,3 %	27 21,3 %	92 72,4 %	127 100 %

Chi-Quadrat $\chi2$ = 1,730, df = 4, p = 0,785; C = 0,062

Die befragten Pflegefachkräfte der Gruppe A geben mit 77,1 % (n = 101), in der Gruppe B mit 71,4 % (n = 132) und in der Gruppe C mit 72,4 % (n = 92) an, dass die beobachteten Nebenwirkungen „immer" dem Arzt mitgeteilt werden (s. Tabelle 45). Die Werte des Chi-Quadrat-Tests sowie des Kontingenzkoeffizienten zeigen keinen signifikanten Unterschiede in den Gruppen A, B und C in der Häufigkeit der Mitteilung an den Arzt über schmerzmittelbedingte Nebenwirkungen ($\chi2$ = 1,730, df = 4, p = 0,785; C = 0,062).

Tabelle 46: Häufigkeit der Besprechung mit dem Arzt, wenn Schmerzen beim Bewohner zu erwarten sind, nach Gruppen

Expertenstandard	Besprechung mit dem Arzt wenn Schmerzen zu erwarten sind			
	nie/selten	häufig	immer	gesamt
bis 2008 eingeführt (A)	22 18,6 %	19 16,1 %	77 65,3 %	118 100 %
ab 2009 eingeführt (B)	43 24,9 %	41 23,7 %	89 51,4 %	173 100 %
zum Zeitpunkt der Studie nicht eingeführt (C)	37 30,6 %	29 24,0 %	55 45,5 %	121 100 %

Chi-Quadrat $\chi 2$ = 10.390, df =4, p = 0,034; C = 0,157

Sind Schmerzen beim Bewohner zu erwarten, so geben in der Gruppe A 65,3 % (n = 77), in der Gruppe B 51,4 % (n = 89) und in der Gruppe C 45,5 % (n = 55) an, dies „immer" mit dem Arzt zu besprechen (s. Tabelle 46). 41 befragte Pflegefachkräfte beantworteten diese Frage nicht. Die Werte des Chi-Quadrat-Tests sowie des Kontingenzkoeffizienten zeigen signifikante Unterschiede in den Gruppen A, B und C in der Häufigkeit bei der Besprechung mit dem Arzt, wenn Schmerzen beim Bewohner zu erwarten ($\chi 2$ = 10,390, df = 4, p = 0,034; C = 0,157).

Tabelle 47: Häufigkeit der Mitteilung an den Arzt über Verlaufsbeschreibungen zum Schmerz des Bewohners, nach Gruppen

Expertenstandard	Verlaufsbeschreibungen zum Schmerz werden dem Arzt mitgeteilt			
	nie/selten	häufig	immer	gesamt
bis 2008 eingeführt (A)	10	37	84	131
	7,6 %	28,2 %	64,1 %	100 %
ab 2009 eingeführt (B)	15	64	104	183
	8,2 %	35,0 %	56,8 %	100 %
zum Zeitpunkt der Studie nicht eingeführt (C)	14	34	75	123
	11,4 %	27,6 %	61,0 %	100 %

Chi-Quadrat $\chi 2$ = 3,582, df = 4, p = 0,465; C = 0,090

Nach Tabelle 47 werden Verlaufsbeschreibungen zum Schmerz des Bewohners, dem Arzt in der Gruppe A mit 64,1 % (n = 84), in der Gruppe B mit 56,8 % (n = 104) und in der Gruppe C mit 61,0 % (n = 123) „immer" mitgeteilt. 16 Befragte äußerten sich zu dieser Frage nicht. Die Werte des Chi-Quadrat-Tests sowie des Kontingenzkoeffizienten zeigen keinen signifikanten Unterschiede in der Häufigkeit der der Mitteilung von Verlaufsbeschreibungen in den Gruppen A, B und C ($\chi 2$ = 3,582, df = 4, p = 0,465; C = 0,090).

Tabelle 48: Häufigkeit der Besprechung mit Therapeuten über die Schmerzeinschätzungen, nach Gruppen

Expertenstandard	Besprechung der Schmerzeinschätzungen mit Therapeuten			
	nie/selten	häufig	immer	gesamt
bis 2008 eingeführt (A)	39 30,5 %	28 21,9 %	61 47,7 %	128 100 %
ab 2009 eingeführt (B)	38 20,8 %	70 38,3 %	75 41,0 %	183 100 %
zum Zeitpunkt der Studie nicht eingeführt (C)	24 19,5 %	37 30,1 %	62 50,4 %	123 100 %

Chi-Quadrat $\chi2$ = 12,238, df = 4, p = 0,016; C = 0,166

Wie aus Tabelle 48 ersichtlich ist, geben in der Gruppe B 41,0 % (n = 75), in der Gruppe A 47,7 % (n = 61) und in der Gruppe C 50,4 % (n = 62) an, die Schmerzeinschätzungen „immer" mit Therapeuten zu besprechen. Die Werte des Chi-Quadrat-Tests sowie des Kontingenzkoeffizienten zeigen signifikante Unterschiede in der Häufigkeit in der Besprechung der Schmerzeinschätzungen mit Therapeuten in den Gruppen A, B und C ($\chi2$ = 12,238, df = 4, p = 0,016; C = 0,166).

7.6 Nutzen des Expertenstandards für die Pflegepraxis

Abschließend wurden die befragten Pflegefachkräfte nach dem Nutzen des Expertenstandards zum Schmerzmanagement befragt. Auf die Berechnung des Chi-Quadrat-Testes und des Kontingenzkoeffizienten nach Pearson wurde an dieser Stelle aufgrund der fehlende Variable (Gruppe C) verzichtet.

Tabelle 49: Verbesserung der Schmerzeinschätzung nach Implementierung, nach Gruppen

Expertenstandard	Verbesserung der Schmerzeinschätzung nach Implementierung		
	ja	nein	gesamt
bis 2008 eingeführt (A)	93 85,3 %	16 14,7 %	109 100 %
ab 2009 eingeführt (B)	138 87,3 %	20 12,7 %	158 100 %

85,3 % (n = 93) der Befragten in der Gruppe A und 87,3 % (n = 138) in der Gruppe B geben an, dass sich die Schmerzeinschätzung nach Einführung des Expertenstandards zum Schmerzmanagement verbessert hat. 14,7 % (n = 16) aus der Gruppe A und 12,7 % (n = 20) aus der Gruppe B verneinen diese Frage. 146 der befragten Pflegefachkräfte beantworteten diese Frage nicht (s. Tabelle 49).

Tabelle 50: Verbesserung des Fachwissens der Befragten zum Schmerz nach Implementierung des Expertenstandards zum Schmerzmanagement, nach Gruppen

Expertenstandard	Fachwissen der Befragten zum Schmerz hat sich verbessert		
	ja	nein	gesamt
bis 2008 eingeführt (A)	91 85,0 %	16 15,0 %	107 100 %
ab 2009 eingeführt (B)	145 90,6 %	15 9,4 %	160 100 %

Dass sich das eigene Fachwissen der befragten Pflegefachkräfte zum Schmerz und Schmerzmanagement durch die Einführung des Expertenstandards verbessert hat, bejahen 85,0 % (n = 91) in der Gruppe A und in der Gruppe B sind es 90,6 % (n = 145) der Befragten, wie aus der Tabelle 50 ersichtlich ist. 145 befragte Pflegefachkräfte beantworteten diese Frage nicht.

Tabelle 51: Verbesserung des Fachwissens der Kollegen der Befragten zum Schmerz nach Implementierung des Expertenstandards zum Schmerzmanagement, nach Gruppen

Expertenstandard	Fachwissen der Kollegen der Befragten zum Schmerz hat sich verbessert		
	ja	nein	gesamt
bis 2008 eingeführt (A)	86 83,5 %	17 16,5 %	103 100 %
ab 2009 eingeführt (B)	124 83,8 %	24 16,2 %	148 100 %

Dass sich das Fachwissen der Kolleginnen und Kollegen der befragten Pflegefachkräfte mit der Einführung des Expertenstandards verbessert hat, sagen in der Gruppe A 83,5 % (n = 86) und in der Gruppe B 83,3 % (n = 124), wie der Tabelle 51 zu entnehmen ist.

164 befragte Pflegefachkräfte machten zu dieser Frage keine Angaben.

Tabelle 52: Verkürzung des Zeitraums zwischen dem Erkennen und der Behandlung von Schmerzen nach Implementierung, nach Gruppen

Expertenstandard	Zeitraum zwischen Erkennen der Schmerzen und der Behandlung hat sich verkürzt		
	ja	nein	gesamt
bis 2008 eingeführt (A)	85 81,7 %	19 18,3 %	104 100 %
ab 2009 eingeführt (B)	140 87,5 %	20 12,5 %	160 100 %

Tabelle 52 zeigt, dass die Befragten in der Gruppe A mit 81,7 % (n = 85) und in der Gruppe B mit 87,5 % (n = 140) eine Verkürzung zwischen Erkennen und der Behandlung von Schmerzen nach der Einführung des Expertenstandards sehen. 147 befragte Pflegefachkräfte beantworteten diese Frage nicht.

Tabelle 53: Bewohner haben nach der Implementierung seltener Schmerzen, nach Gruppen

Expertenstandard	Bewohner haben nach der Implementierung seltener Schmerzen		
	ja	nein	gesamt
bis 2008 eingeführt (A)	59 60,8 %	38 39,2 %	97 100 %
ab 2009 eingeführt (B)	87 58,4 %	62 41,6 %	149 100 %

In der Gruppe A sagen 60,8 % (n = 59) und in der Gruppe B 58,4 % (n = 87) der Befragten, dass die Bewohner nach der Implementierung seltener Schmerzen angeben (s. Tabelle 53). 173 Befragte äußerten sich zu dieser Frage nicht.

Nachfolgend sind aus Sicht des Autors die wichtigsten Ergebnisse zusammengefasst. Begonnen wird mit den Ergebnissen der Experteninterviews.

7.7 Zusammenfassung der Experteninterviews

Über das größte Wissen verfügen die Pflegefachkräfte aus Sicht aller befragten Pflegedienstleitungen zur medikamentösen Schmerztherapie. Alle Befragten äußerten sich übereinstimmend, dass zum pflegerischen Schmerzmanagement weiterer Fortbildungsbedarf, insbesondere in der Beratung und Schulung besteht. Die Interviewpartner der Einrichtungen, die den Expertenstandard noch nicht implementiert haben, hoffen auf die Schließung der noch bestehenden Wissensdefizite mit der geplanten Einführung des Expertenstandard. Sie gehen aber davon aus, dass eine Kompetenzerweiterung mit der Einführung, aufgrund mangelnden Interesses seitens der Pflegefachkräfte, nicht alle erreichen wird. Alle befragten Experten führten aus, dass die Pflegefachkräfte sehr wenig Motivation, Eigeninitiative und Interesse zur fachlichen Weiterentwicklung im pflegerischen Schmerzmanagement haben. In den Einrichtungen, die den Expertenstandard zum Schmerzmanagement eingeführt haben, wird ausschließlich die Numerische Skala (NRS) zur Schmerzeinschätzung von den Befragten genannt. Dieses Assessment kommt aufgrund der hohen Anzahl von Bewohnern mit einer Demenz jedoch nur selten zur Anwendung. Die regelmäßige Erfassung der Schmerzintensität findet nach Aussage der befragten

Pflegedienstleitungen in der Pflegepraxis nur selten statt. Spezielle Assessmentinstrumente zur Schmerzeinschätzung bei Bewohnern mit Demenz stehen zwar zur Verfügung, finden nach Angaben der Interviewpartner keine regelmäßige Anwendung. Die Befragten begründen diesen Umstand mit mangelnder Erfahrung der Pflegefachkräfte bei der Durchführung von Schmerzeinschätzungen mit Assessmentinstrumenten. In den Einrichtungen, die den Expertenstandard zum Schmerzmanagement zum Zeitpunkt der Untersuchung nicht eingeführt hatten, wird berichtet, dass Schmerzzustände vorwiegend durch Beobachtungen der Pflegefachkraft erfasst werden, insbesondere aufgrund der hohen Anzahl der Bewohner mit einer Demenz. Über ein festgelegtes zeitliches Intervall wird in diesem Zusammenhang nicht berichtet. Die Befragten schätzten die Beobachtungen der Pflegefachkräfte als zufällig und unzuverlässig ein. Nichtmedikamentöse Maßnahmen finden aus Sicht aller befragten Experten keine besondere Berücksichtigung in der Pflegepraxis. Alle Befragten legten den Schwerpunkt der pflegerischen Maßnahmen in der medikamentösen Schmerztherapie, vor allem in der zeitlich korrekten Gabe der Schmerzmedikation. Die Zusammenarbeit mit den Ärzten beschrieben alle befragten Experten als gut. Die Befragten, die den Expertenstandard eingeführt haben, fügten hinzu, dass die Ärzte den Schmerzeinschätzungen der Pflegenden zunehmende Beachtung schenken. Der Nutzen nach der Einführung des Expertenstandards zum Schmerzmanagement sowie der zu erwartende Nutzen mit der geplanten Einführung beschränkten sich nach Aussagen aller befragten Pflegedienstleitungen auf eine höhere Sensibilisierung der Pflegefachkräfte im Umgang mit Schmerzen. Hier wird insbesondere eine Verbesserung in der medikamentösen Therapie gesehen. Dies trifft nach Aussagen der Befragten auf Bewohner mit einer Demenz nur eingeschränkt zu, da keine nachhaltige und gesicherte Schmerzerfassung von den Pflegefachkräften vorgenommen werden kann. Die Befragten, die den Expertenstandard eingeführt haben, sehen keine Verbesserung der Schmerzzustände oder eine Reduzierung der Schmerzintensität bei den Bewohnern nach der Einführung des Expertenstandards. Die befragten Pflegedienstleitungen, die den Expertenstandard noch nicht eingeführt haben, erwarten dies nicht. Alle befragten Experten waren sich einig, dass mit der Einführung eine deutliche Zunahme der Dokumentationspflichten verbunden ist. Nach übereinstimmender Einschätzung aller Interviewpartner stellen die fachlichen Anforderungen im Expertenstandard eine deutliche Überforderung für die Pflegefachkraft dar. Sie führten aus, dass nur durch stetige interne Kontrollen der Pflegedienstleitung sowie durch externe Aufsichtsbehörden (MDK und Heimaufsicht) ein gewisses Maß an Umsetzung im pflegerischen Schmerzmanagement nach dem aktuellen Stand des Wissens erreicht und nachhaltig gesichert werden kann. Selbstkritisch äußerten die Befragten, dass sie den Inhalt des Expertenstandards zum Schmerzmanagement selbst noch zu wenig zu kennen. Alle befragten Pflegedienstleitungen benannten gleichermaßen, dass die „thematische Einschränkung" im Expertenstandard auf akute und chronisch-tumorbedingte Schmerzen für den Bereich der stationären Altenpflege nicht zutreffend sei und sehen einen Großteil ihrer Bewohner, insbesondere die Bewohner mit einer Demenz, im Expertenstandard zum Schmerzmanagement nicht ausreichend berücksichtigt.

7.8 Zusammenfassung der quantitativen Befragung

Eine Verfahrensregelung zum Umgang mit Schmerzen wird in allen Einrichtungen vorgehalten, in der Gruppe A ist diese mit 89,2 % (n = 116) und in der Gruppe B mit 93,0 % (n = 172) häufiger als in der Gruppe C mit 49,2 % (n = 58). Die befragten Pflegefachkräfte absolvierten zum Schmerz und Schmerzmanagement in den vergangenen drei Jahren zwischen einer und drei Fortbildungen, in der Gruppe A 60,0 % (n = 63), in der Gruppe B 71,0 % (n = 130) und in der Gruppe C besuchten die meisten Befragten mit 61,1 % (n = 69) noch keine Fortbildung zum Schmerz bzw. zum Schmerzmanagement. Laut Ergebnis der quantitativen Befragung, konnte beim Wissenserwerb durch ein internes Qualitätshandbuch, welches 82,3 % (n = 93) der Befragten der Gruppe A, 84,4 % (n = 108) in der Gruppe B und 48,2 % (n = 40) in der Gruppe C nutzen, ein signifikanter Unterschied nachgewiesen werden (Chi-Quadrat $\chi 2$ = 40,303, df = 2, p = 0,000; C = 0,333).

Das WHO-Stufenschema kennen 82,8 % (n = 101) der Befragten in Gruppe A, und 81,7 % (n = 138) in der Gruppe B. In der Gruppe C kennen dieses Schema zum Zeitpunkt der Studie 60,5 % (n = 72) der befragten Pflegenden. Die Werte des Chi-Quadrat-Tests zeigen einen signifikanten Unterschied in den Gruppen A, B und C (Chi-Quadrat $\chi 2$ = 21,617, df = 2, p = 0,000; C = 0,224). Der Algorithmus nach Strohbrücker und Osterbrink ist der Mehrheit der befragten Pflegefachkräfte nicht bekannt (31,0 % in der Gruppe A; 10,7 % in der Gruppe B und 6,5 % in der Gruppe C). Signifikante Unterschiede zeigten sich beim Wissen der Befragten zur Bedarfsgabe von

Schmerzmedikamenten zur Vermeidung von Schmerzspitzen in den Gruppen A, B und C (Chi-Quadrat $\chi2$ = 9,412, df = 2, p = 0,009; C = 0,147). Zu den zur Verfügung stehenden Schmerzeinschätzungsinstrumenten bei Bewohnern ohne kognitive Einschränkungen geben die Befragten in den Gruppen A und B häufiger als in der Gruppe C an, dass diese Instrumente zur Schmerzerfassung in der Einrichtung zur Verfügung stehen. Die Numerische Ranking Skala (NRS) wird in allen drei Gruppen am häufigsten als Schmerzerfassungsinstrument bei Bewohnern ohne kognitive Einschränkungen genannt. Eine Kategorisierung der Angaben der Befragten war in der Gruppe A mit 39,7 % (n = 39), in der Gruppe B mit 74,0 % (n = 100) und in der Gruppe C mit 38,8 % (n = 33) bei Bewohnern ohne kognitive Einschränkungen nicht möglich. Bei Bewohnern mit kognitiven Einschränkungen wurden die BESD-Skala und die Gesichter-Ranking-Skala am häufigsten genannt. Eine Kategorisierung der Aussagen der Befragten war bei Bewohnern mit kognitiven Einschränkungen in der Gruppe A mit 31,2 % (n = 20), in der Gruppe B mit 21,0 % (n = 37) und in der Gruppe C mit 30,9 % (n = 13) ebenso nicht möglich.

Bei den Fragen zu den pflegerischen Maßnahmen zum Schmerzmanagement wurde zwischen Schmerzeinschätzung und Schmerztherapie unterschieden. Bei der Schmerzeinschätzung wurde des Weiteren zwischen Bewohnern mit und ohne kognitive Einschränkungen unterschieden. Einen signifikanten Unterschied in den Gruppen A, B und C besteht in der Häufigkeit der systematischen Schmerzeinschätzung mit einem Schmerzeinschätzungsinstrument bei Bewohnern mit bzw. ohne kognitive Einschränkungen. Erfolgt in der Gruppe A von 50,8 % (n = 65) und in der Gruppe B von 55,8 % (n = 101) „immer" eine systematische Schmerzeinschätzung mit einem Instrument bei Bewohnern ohne kognitive Einschränkungen, so erfolgt dies in der Gruppe C bei 21,6 % (n = 25) (Chi-Quadrat $\chi 2$ = 68,472, df = 4, p = 0,000; C = 0,372). Bei Bewohnern mit kognitiven Einschränkungen wird in der Gruppe A von 52,5 % (n = 65), in der Gruppe B von 51,1 % (n = 91) und in der Gruppe C von 21,9 % (n = 25) „immer" eine systematische Schmerzeinschätzung von den Befragten durchgeführt (Chi-Quadrat $\chi 2$ = 69,607, df = 4, p = 0,000; C = 0,379). Signifikante Unterschiede in den Gruppen A, B und C zeigten sich im Weiteren bei der Häufigkeit von Schmerzeinschätzungen, wenn das Verhalten des Bewohners mit kognitiven Einschränkungen auf Schmerzen hindeutet (Chi-Quadrat $\chi 2$ = 13,275, df = 4, p = 0,010; C = 0,172), in der Häufigkeit der Befragung zur Schmerzintensität bei Bewohnern ohne kognitive Einschränkungen (Chi-Quadrat $\chi 2$ = 9,248, df = 4, p = 0,055; C = 0,144) sowie bei der Häufigkeit der Beobachtung auf Schmerzhinweise bei Bewohnern mit kognitiven Einschränkungen (Chi-Quadrat $\chi 2$ = 10,042, df = 4, p = 0,040; C = 0,150).

In der Gruppe A wird von 94,0 % (n = 125), in der Gruppe von 92,3 % (n = 168) und in der Gruppe C von 79,1 % (n = 102) die Verabreichung der Schmerzmedikamente „immer" durchgeführt. Die Werte des Chi Quadrat Tests zeigten einen signifikanten Unterschied in den Gruppen A, B und C (Chi-Quadrat $\chi 2$ = 18,350, df = 2, p = 0,000; C = 0,199). Signifikante Unterschiede in den Gruppen A, B und C zeigten sich darüber hinaus bei der Häufigkeit der Bedarfsgabe von Schmerzmedikamenten, wenn der Bewohner unter Schmerzen klagt (Chi-Quadrat χ^2 = 7,436, df = 2, p = 0,024; C = 0,128), bei der Häufigkeit der Beratung des Bewohners zum Schmerz (Chi-Quadrat χ^2 = 9,066, df = 4, p = 0,059; C = 0,144), sowie bei der Häufigkeit der Berücksichtigung der Biografie des Bewohners zum Umgang mit Schmerzen (Chi-Quadrat χ^2 = 12,897, df =4, p = 0,012; C = 0,168).

Die Befragung zur interdisziplinären Zusammenarbeit zum pflegerischen Schmerzmanagement mit Ärzten und Therapeuten zeigte signifikante Unterschiede in den Gruppen A, B und C zum einen in der Häufigkeit der Besprechungen mit dem Arzt, wenn beim Bewohner Schmerzen zu erwarten sind. 65,3 % (n = 77) führen dies in der Gruppe A „immer" durch, in der Gruppe B 51,4 % (n = 89) und in der Gruppe C 45,5 % (n = 55) (Chi-Quadrat χ^2 = 10.390, df =4, p = 0,034; C = 0,157). Zum anderen zeigten die Werte des Chi Quadrat Tests einen signifikanten Unterschied in den Gruppen A, B und C in der Häufigkeit der Besprechungen der erhobenen Schmerzeinschätzungen mit Therapeuten (Chi-Quadrat χ^2 = 12,238, df = 4, p = 0,016; C = 0,166).

85,3 % (n = 93) der Befragten in der Gruppe A und 87,3 % (n = 138) in der Gruppe B äußerten, dass sich die Schmerzeinschätzungen mit der Einführung des Expertenstandards zum Schmerzmanagement verbessert haben. Zum Fachwissen der Befragten bezüglich

Schmerzen äußerten 85,0 % (n = 91) in der Gruppe A und 90,6 % (n = 145) in der Gruppe B, dass sich dieses seit der Implementierung verbessert hat. 83,5 % (n = 86) in Gruppe A und 83,8 % (n = 124) in Gruppe B der befragten Pflegenden sind der Meinung, dass sich das Fachwissen der Kollegen verbessert hat. Der Zeitraum zwischen dem Erkennen und der Behandlung von Schmerzen hat sich mit der Einführung des Expertenstandards reduziert. Dies bejahten in der Gruppe A 81,7 % (n = 85) und 87,5 % (n = 140) in der Gruppe B der befragten Pflegefachkräfte. Zur Frage, ob die Bewohner nach der Implementierung des Schmerzstandards seltener unter Schmerzen leiden, beantworteten 60,8 % (n = 59) der befragten Pflegenden in der Gruppe A mit „ja" und 58,4 % (n = 87) in der Gruppe B.

8. Diskussion der Forschungsergebnisse

In den nachfolgenden Ausführungen werden die Ergebnisse mit der aktuellen Literatur diskutiert. Derzeit liegen keine Ergebnisse von Evaluationsstudien zum nationalen Expertenstandard zum Schmerzmanagement in Deutschland vor. In der folgenden Diskussion werden die gestellten Forschungsfragen beantwortet. Im Anschluss werden Einschränkungen der Studie diskutiert. Handlungsempfehlungen und ein Ausblick schließen das Kapitel sowie die Forschungsarbeit ab.

8.1 Einführung des Expertenstandards zum Schmerzmanagement

Die befragten Pflegefachkräfte aus der Gruppe A und B stimmen mit großer Mehrheit mit den Angaben der Einrichtungen zum Stand der Implementierung überein, in der Gruppe A sind es 87,5 % (n = 119) und in der Gruppe B 94,6 % (n = 174). In der Studie von Klein et al. (2005, S. 83), finden sich vergleichbare Ergebnisse. 346 stationäre Altenpflegeeinrichtungen nahmen an einer schriftlichen Befragung in Bayern zum Expertenstandard zur Dekubitusprophylaxe teil. 78,2 % der befragten Pflegekräfte gaben an, dass der Expertenstandard in der Pflegepraxis zur Anwendung kommt und ihnen bekannt ist. Die Ergebnisse widersprechen hingegen einer Studie von Whittaker et al. (2006) in Irland, in der 76 % der befragten Pflegepersonen zur Implementierung des nationalen Standards zum Schmerz keine Auskunft geben konnten, bzw. diesen nicht kannten, sowie einer Studie von Buss et al. (2004, S. 671) aus den Niederlanden, in der in 18 geführten Interviews die Pflegenden angaben, die nationalen Standards der CBO (National organisation for quality assurance in health care) mit Ausnahme des Standards zur Dekubitusprophylaxe nicht zu kennen. Diese Ergebnisse deuten darauf hin, dass die Implementierung des Expertenstandards zum Schmerzmanagement in den Gruppen A und B nachhaltigere Veränderungsprozesse mit sich gebracht hat. Befragte aus der Gruppe C gaben entgegen den Angaben der Einrichtung an, dass der Standard in ihrer Einrichtung implementiert ist. Das Ergebnis in der Gruppe C lässt vermuten, dass diese Befragten den Begriff der Implementierung mit dem Vorhandensein einer Verfahrensregelung im Qualitätshandbuch bzw. dem Vorhandensein standardisierter Assessmentinstrumente zur Schmerzerfassung verbinden bzw. gleichsetzen.

8.2 Wissen zum pflegerischen Schmerzmanagement

Von den befragten Pflegefachkräften hatten die Befragten der Gruppe A die meisten Fortbildungen zum Schmerz bzw. Schmerzmanagement absolviert. Diese Ergebnisse bestätigen die Ergebnisse von Schiemann et al. (2004, S. 145) während einer modellhaften Implementierung des Expertenstandards zum Schmerzmanagement, in der 74 % der Pflegefachkräfte angaben an einer Fortbildung teilgenommen zu haben. Laut den vorliegenden Ergebnissen werden seit der Implementierung des Expertenstandards zum Schmerzmanagement häufiger Fortbildungen zu diesem Thema angeboten. Dies ist aus Sicht des DNQP zwingend notwendig, um sich stets auf dem aktuellen Stand des Wissens zum Schmerzmanagement halten zu können (Schiemann et al., 2004, S. 18). Die

Ergebnisse der Befragung in Baden-Württemberg zeigen weiter, dass auch ohne Implementierung des Expertenstandards Fortbildungen für die Pflegefachkräfte zum Schmerz bzw. Schmerzmanagement angeboten werden, wie das Ergebnis aus der Gruppe C zeigt, in der 38,4 % (n = 44) der Befragten zwischen einer und drei Fortbildungen besucht haben.

Aktuelles Wissen der Pflegefachkräfte zum Schmerzmanagement ist für eine wirkungsvolle und nachhaltige Umsetzung des Expertenstandards zum Schmerzmanagement in der Pflegepraxis erforderlich (Sowinski, 2004, S 14; Müller-Mundt, 2009, S. 85; Störkel, 2009, S. 9; Osterbrink 2006, S. 8). Die befragten Pflegedienstleitungen, die den Expertenstandard eingeführt haben, beschreiben das aktuelle Wissen der Pflegefachkräfte als „mittelmäßig" oder „nicht sehr ausgeprägt" und sehen vor allem Nachholbedarf in der Grundausbildung der Pflege. Diese Einschätzungen deuten darauf hin, dass die Zunahme an Fortbildungen im Zuge der Implementierung noch nicht zu einem befriedigenden Wissensstand bei den Pflegefachkräften aus Sicht der Vorgesetzten geführt hat. Es ist möglich, dass diese Einschätzungen der Pflegedienstleitungen daraus resultieren, dass erworbene Inhalte aus den Fortbildungen einen noch zu geringen Praxistransfer aufweisen. Die Ergebnisse der Studie von Fothergill-Bourbonnais et al. (1992, S. 124) bestätigen die Aussagen der befragten Pflegedienstleitungen. 78 % von 100 befragten Pflegefachkräften haben ihr Wissen zum Schmerz vorwiegend in der Grundausbildung und der klinischen Praxis erworben. 86 % der Befragten geben an, dass sie durch ihre Grundausbildung nicht ausreichend auf die Betreuung von Schmerzpatienten vorbereitet sind. Es ist davon auszugehen, dass Wissensdefizite bei den Pflegefachkräften in Altenpflegeeinrichtungen zum Schmerz bereits nach der Grundausbildung bestehen und dass angebotene Fortbildungen im Zuge der Implementierung des Expertenstandards diese Defizite bisher nicht ausgleichen konnten.

Nach den Ergebnissen der quantitativen Befragung zum Wissenserwerb der befragten Pflegefachkräfte konnte aufgezeigt werden, dass die Befragten Fachbücher, Fachzeitschriften, das Internet und ein internes Qualitätshandbuch zum Wissenserwerb nutzen, die Häufigkeit der Nutzung wurde hingegen nicht erhoben. Somit lassen sich keine aussagekräftigen Ergebnisse zum aktuellen Wissensstand der befragten Pflegefachkräfte zum Schmerzmanagement an dieser Stelle ableiten. Die befragten Pflegedienstleitungen gehen davon aus, dass die Pflegefachkräfte kein bzw. nur sehr wenig Interesse zur eigenen fachlichen Weiterentwicklung zum Schmerzmanagement haben. Diese Einschätzung teilt eine Studie von Buss et al. (2004), in der konstatiert wird, dass die befragten Pflegenden kein Engagement sowie keine Intention für eine Verbesserung der Praxis hinsichtlich des Standards Dekubitusprophylaxe sehen (S. 668). Diese Haltung der Pflegefachkräfte aus Sicht der Pflegedienstleitungen in Altenpflegeeinrichtungen in Baden-Württemberg könnte damit begründet werden, dass ein eigenverantwortlicher Handlungsrahmen der Pflege im Schmerzmanagement als zu gering angesehen wird und somit keine Motivation zur fachlichen Weiterentwicklung vorhanden ist. Das Ergebnis der Studie von Müller-Mundt

(2005, S. 206) bestätigt diese Einschätzung aus der Sicht der befragten Pflegefachkräfte. Der Handlungsrahmen der Pflege im Kontext der politischen Gesundheitsversorgung muss erweitert und den Pflegenden eindeutige Kompetenzen und Verantwortung zuerkannt werden. Dabei geht es um die klare Abgrenzung zur ärztlichen Disziplin (Müller-Mundt, 2005, S. 206).

Die vorliegenden Ergebnisse zeigen, dass die befragten Pflegefachkräfte zum Wissenserwerb in den Gruppen A und B häufiger das interne Qualitätsmanagementhandbuch nutzen. Dieses Ergebnis deutet darauf hin, dass die Implementierung des Expertenstandards zum Schmerzmanagement vor allem durch ein etabliertes Qualitätsmanagementsystem in den Einrichtungen initiiert und gesteuert wird. Das häufige Vorhandensein einer Verfahrensregelung für Bewohner mit Schmerzen in den Gruppen A und B unterstützt diese These. In den Gruppen A, B und C konnte ein signifikanter Unterschied aufgezeigt werden.

Die erhobenen Ergebnisse in den stationären Altenpflegeeinrichtungen in Baden-Württemberg zeigen, dass auch ohne Implementierung des Expertenstandards zum Schmerzmanagement ein Qualitätshandbuch in den Einrichtungen bereits vorhanden ist, wie die Ergebnisse aus der Gruppe C zeigen, wonach 48,2 % (n = 40) der Befragten das Qualitätshandbuch zum Wissenserwerb nutzen. Dieses Ergebnis könnte darauf hindeuten, dass die Einrichtungen der Gruppe C die Inhalte zum Schmerzmanagement in einem Qualitätshandbuch als Nachweis gegenüber externen Qualitätsprüfungen (MDK, Heimaufsichten) vorhalten.

Zum aktuellen Wissen der befragten Pflegefachkräfte über nichtmedikamentöse Maßnahmen in den Gruppe A, B und C konnte kein signifikanter Unterschied aufgezeigt werden. Die Befragten geben in den Gruppen A, B und C die gleichen physiologischen und psychologischen Maßnahmen an. Die Studienergebnisse von Fothergill-Bourbonnais et al. (1992, S. 145) erzielten bereits gleiche Ergebnisse. Die befragten Pflegefachkräfte geben identische nichtmedikamentöse Interventionsmöglichkeiten wie in der vorliegenden Untersuchung an. Obwohl die befragten Pflegefachkräfte in Baden-Württemberg in den Gruppen A und B häufiger Fortbildungen zum Schmerzmanagement als in der Gruppe C absolviert haben, scheint dies keine Auswirkungen auf die Wissenserweiterung zu nichtmedikamentösen Maßnahmen zu haben. In der Befragung des DNQP im Rahmen der modellhaften Implementierung des Expertenstandards zum Schmerzmanagement äußern sich 59 % der befragten Pflegefachkräfte, dass sie weiteren Fortbildungsbedarf zu nichtmedikamentösen Möglichkeiten für sich sehen (Schiemann et al., 2004, S. 145). Dieses Ergebnis bestätigten ebenso alle befragten Pflegedienstleitungen in der vorliegenden Untersuchung. Laut Osterbrink (2006, S. 8) nutzen die Pflegenden die pflegerischen Möglichkeiten zur Schmerzlinderung noch unzureichend. Schiemann et al. (2004) stellen weiter fest, dass das Wissen zu nichtmedikamentösen Maßnahmen in der deutschen Pflegepraxis noch sehr unsystematisch genutzt wird (S. 24). Die Anforderungen an die Pflegefachkraft umfassen neben dem aktuellen Wissen zu nichtmedikamentösen Maßnahmen auch Kontraindikationen (Schiemann et al. 2005, S. 23). In der durchgeführten Befragung wurde die Frage zu Kontraindikationen nicht gestellt. Die vorliegenden Studienergebnisse deuten darauf hin, dass die Pflegefachkräfte den nichtmedikamentösen Therapiemöglichkeiten einen geringen Stellenwert zur Schmerzlinderung beimessen. Schiemann et al. (2004) führen aus, dass die Wirksamkeit von nichtmedikamentösen Maßnahmen derzeit nur eingeschränkt wissenschaftlich nachgewiesen sind (S. 23). Vermutlich wird mit der Zunahme an wissenschaftlichen Ergebnissen zu pflegerischen Maßnahmen der Schmerzlinderung die Akzeptanz bei den Pflegefachkräften und die Anwendung in der Pflegepraxis weiter ansteigen.

Zum aktuellen Wissen in der medikamentösen Therapie zeigen die vorliegenden Ergebnisse, dass das WHO-Stufenschema 82,8 % (n = 101) der befragten Pflegefachkräfte in der Gruppe A, 81,7 % (n = 138) in der Gruppe B und 60,5 % (n = 72) in der Gruppe C „bekannt" ist. Es konnte ein signifikanter Unterschied in den Gruppen A, B und C nachgewiesen werden (Chi-Quadrat $\chi 2$ = 21,617, df = 2, p = 0,000; C = 0,224). Ebenso die Gabe einer Bedarfsmedikation zur Vermeidung von Schmerzspitzen geben die befragten Pflegefachkräften in den Gruppen A, B und C als „bekannt" an (Chi-Quadrat $\chi 2$ = 9,412, df = 2, p = 0,009; C = 0,147). Pagani und Zauner (2010) stellten in ihrer Untersuchung im Krankenhaus fest, dass das WHO-Stufenschema nur 33,9 % der befragten Pflegenden bekannt ist (S. 79 ff.). Vermutlich haben Themen zur medikamentösen Schmerztherapie in der stationären Altenhilfe in Fortbildungen einen hohen Stellenwert. Ralic (2004, S. 10) stellte bei einer Befragung von Pflegefachkräften bei der modellhaften Implementierung des Expertenstandards zum Schmerzmanagement fest, dass 88,6 % der Befragten einen Fortbildungsbedarf zur medikamentösen Schmerztherapie sehen. Das WHO-Stufenschema empfiehlt den Einsatz von Schmerzmedikamenten in Abhängigkeit von der Schmerzintensität des Bewohners. Das bedeutet, dass der Beurteilung der Schmerzintensität im Hinblick auf den Einsatz von Schmerzmedikamenten ein großer Stellenwert beizumessen ist. Nur die Hälfte der befragten Pflegefachkräfte in Baden-Württemberg führen eine Befragung des Bewohners ohne kognitive Einschränkungen zur Schmerzintensität in festgelegten Zeitabständen „immer" durch (Gruppe A 50,0 %, n = 65; Gruppe B 52,7 %, n = 97; Gruppe C 42,7 %, n = 53). Bei Bewohnern mit kognitiven Einschränkungen führen die Befragten eine Beobachtung zur Schmerzintensität in der Gruppe A von 59,5 % (n = 78), in der Gruppe B von 60,5 % (n = 112) und in der Gruppe C von 53,7 % (n = 66) der Befragten „immer" in festgelegten Zeitabständen durch.

In der Pflegepraxis der Einrichtungen in Baden-Württemberg erfolgt, auch nach Einführung des Expertenstandards zum Schmerzmanagement, nur selten eine systematische und regelmäßige Erfassung der Schmerzintensität. Es ist zu vermuten, dass eine Vielzahl von Bewohnern derzeit noch keine individuell angepasste Schmerzmedikation erhält. Die Ergebnisse zur Frage nach den Schmerzmedikamenten in den Einrichtungen in Baden-Württemberg zeigten, dass meistens Medikamente der WHO-Stufe 1 und der WHO-Stufe 3 zum Einsatz kommen. Medikamente der WHO-Stufe 2 werden seltener eingesetzt. Daraus kann abgeleitet werden, dass bei auftretenden Schmerzen, die im Rahmen von Schmerzeinschätzungen durch die Pflegefachkräfte festgestellt werden, die Entscheidung zwischen Nicht-Opioide (WHO-Stufe 1) und starken Opioiden (WHO Stufe 3) getroffen wird. Die medikamentöse Behandlung obliegt dem Arzt. Die Anordnungen des Arztes richten sich auch nach den Aussagen der Pflegefachkräfte. Führen die Pflegefachkräfte keine differenzierte Schmerzeinschätzung durch, so kennt der Arzt die Schmerzintensität des Bewohners nicht und der Bewohner erhält evtl. zu wenig oder zu starke Analgetika.

Die Beantwortung der Forschungsfrage zum aktuellen Wissen der befragten Pflegefachkräfte zum Schmerz bzw. zum Schmerzmanagement konnte dahingehend beantwortet werden, dass sich die Pflegefachkräfte mit Hilfe von Fachbüchern, Fachzeitschriften, Internet sowie einem Qualitätshandbuch auf dem aktuellen Stand des Wissens halten. Die vorliegenden Ergebnisse der befragten Pflegedienstleitungen sowie die Einschätzungen von Pflegefachkräften aus anderen Studienergebnissen deuten darauf hin, dass die Pflegefachkräfte in Altenpflegeeinrichtungen in Baden-Württemberg derzeit über zu wenig aktuelles Wissen zum Schmerz verfügen.

8.3 Pflegerische Interventionen zum pflegerischen Schmerzmanagement

Signifikante Unterschiede bei den zur Verfügung stehenden Schmerzeinschätzungsinstrumenten konnten in den Gruppen A, B und C nachgewiesen werden. Von den befragten Pflegefachkräften geben in der Gruppe A mit 30,5 % in den Altenpflegeeinrichtungen in Baden-Württemberg (n = 39) an, „nie" oder „selten" eine systematische Schmerzeinschätzung mit einem Instrument bei Bewohnern ohne kognitive Einschränkungen durchzuführen. In der Gruppe B gaben dies 18,8 % an (n = 34). Bei Bewohnern mit kognitiven Einschränkungen führen 30,6 % (n = 38) in der Gruppe A „nie" oder „selten" eine standardisierte Schmerzeinschätzung durch (Gruppe B 18,5 %, n = 33). Möglicherweise erkennen Pflegende keinen nachhaltigen Einfluss der Schmerzeinschätzung auf die nachfolgenden Maßnahmen und verzichten daher auf den Einsatz eines Schmerzeinschätzungsinstrumentes. Die befragten Pflegedienstleitungen teilen diese Vermutung indem sie aussagten, dass Schmerzeinschätzungsinstrumente zwar vorgehalten werden, aufgrund der hohen Anzahl von Bewohnern mit einer Demenz nicht oder nur selten zum Einsatz kommen. Gleichzeitig konstatieren die befragten Pflegedienstleitungen, dass Schmerzeinschätzungen der Pflegefachkräfte ohne ein standardisiertes Instrument nicht aussagekräftig sind. In Einrichtungen der Gruppe C werden auch ohne erfolgte Implementierung Schmerzeinschätzungsinstrumente zur Verfügung gestellt. Im Expertenstandard zum Schmerzmanagement werden zur Schmerzerfassung standardisierte Skalen empfohlen (Strohbrücker

2004, in Schiemann et al. 2004, S. 37). Das vorliegende Ergebnis der durchgeführten Befragung zeigt, dass die Befragten in der Gruppe A mit 39,7 % (n = 39) und in der Gruppe B mit 74,0 % (n = 100) Messinstrumente zur Schmerzeinschätzung bei Bewohnern ohne kognitive Einschränkungen sowie mit 31,2 % (n = 20) in der Gruppe A und mit 21,0 % (n = 37) in der Gruppe B bei Bewohnern mit kognitiven Einschränkungen häufig nicht kennen. Es ist zu vermuten, dass den befragten Pflegefachkräften in der Altenhilfe in Baden-Württemberg das notwendige Wissen zu Messinstrumenten und deren Einsatzmöglichkeiten zur Schmerzeinschätzung fehlt. Einen defizitären Umgang der Pflegefachkräfte mit einem Assessmentinstrument stellten auch Fleischer & Klewer (2011, S. 149) in ihrer Untersuchung zum Ernährungsmanagement fest. Die vorliegenden Ergebnisse zeigen, dass die Beobachtung der Pflegefachkraft zur Schmerzeinschätzung in den Einrichtungen der Gruppe C häufiger genannt wird. Möglicherweise werden mit der Einführung des Expertenstandards zum Schmerzmanagement seltener Beobachtungen zur Schmerzeinschätzung durchgeführt. In den Gruppen A, B und C wird die Numerische Skala (NRS) bei Bewohnern ohne kognitive Einschränkungen am häufigsten genannt, bei Bewohnern mit kognitiven Einschränkungen ist es die BESD-Skala, die am häufigsten von den Befragten genannt wird.

Die Schmerzeinschätzung muss in festzulegenden Zeitabständen erfolgen (Schiemann et al. 2004, S. 17). Ein festgelegter Zeitabstand bedeutet, dass Schmerzeinschätzungen wiederkehrend und somit „immer" erfolgen müssen. Die vorliegenden Ergebnisse zeigen, dass die Befragten in der Gruppe A von 43,5 % bis 67,7 % Schmerzeinschätzungen (mit einem Assessmentinstrument, Befragung zur Schmerzintensität) in einem festgelegten Abstand „immer" bei Bewohnern ohne kognitive Einschränkungen durchführen. Bei Bewohnern mit kognitiven Einschränkungen werden in der Gruppe A von 49,2 % und 63,2 %, „immer" Schmerzeinschätzung (mit einem Assessmentinstrument, Beobachtung zur Schmerzintensität) durchgeführt. Die befragten Pflegefachkräfte in der Gruppe B geben zwischen 42,4 % und 60,5 % an, bei Bewohnern ohne kognitive Einschränkungen „immer" Schmerzeinschätzungen durchzuführen, bei Bewohnern mit kognitiven Einschränkungen ist dies zwischen 50 % und 67,7 %. Diesen Ergebnissen zufolge werden Maßnahmen zur Schmerzeinschätzung bei Bewohnern mit und ohne kognitive Einschränkungen, nach Einführung des Expertenstandards zum Schmerzmanagement noch unregelmäßig durchgeführt. Signifikante Unterschiede in den Gruppen A, B und C zeigen sich bei der Häufigkeit einer systematischen Schmerzeinschätzung mit einem Instrument bei Bewohnern ohne kognitive Einschränkungen. In der Gruppe A führen diese 50,8 % (n = 65), in der Gruppe B 55,8 % (n = 101) und in der Gruppe C 21,6 % (n = 25) der befragten Pflegefachkräfte „immer" durch (Chi-Quadrat $\chi 2$ = 69,607, df = 4, p = 0,000; C = 0,379). Bei Bewohnern mit kognitiven Einschränkungen wird in der Gruppe A von 52,5 % (n = 65), in der Gruppe B von 51,1 % (n = 91) und in der Gruppe C von 21,9 % (n = 25) „immer" eine systematische Schmerzeinschätzung von den Befragten mit einem Instrument durchgeführt (Chi-Quadrat $\chi 2$ = 69,607, df = 4, p = 0,000; C = 0,379). Brüggemann et al. (2012) bestätigen dieses Ergebnis im dritten Qualitätsbericht der externen Qualitätsprüfungen des Medizinischen Dienstes der Krankenversicherung (MDK) und stellten fest, dass nach der Auswertung von 22 007 in die Prüfung einbezogenen Bewohnern in Einrichtungen der stationären Altenhilfe in Deutschland nur bei 54,6 % eine systematische Schmerzerfassung von den Pflegenden durchgeführt wird und verweisen auf einen dringenden Nachholbedarf (S. 19). Pagani und Zauner (2010) stellten in ihrer Studie bezogen auf die Anwendung von Schmerzerfassungsinstrumenten in zwei österreichischen Krankenhäusern fest, dass insgesamt 58 % der Befragten in der täglichen Praxis kein Instrument anwenden (S. 84). Schiemann et al. (2011, S. 3) beschreibt in der ersten Aktualisierung des Expertenstandards zum Schmerzmanagement, dass seit der Einführung eine häufigere Anwendung von Schmerzerfassungsinstrumenten in Krankenhäusern festzustellen ist. Die hier vorgelegten Ergebnisse aus Altenpflegeeinrichtungen in Baden-Württemberg zeigen, dass dies für die stationäre Altenhilfe ebenfalls zutrifft.

Die Ergebnisse der Befragung der Pflegefachkräfte in den Altenpflegeeinrichtungen in Baden-Württemberg zur Schmerztherapie zeigen einen signifikanten Unterschied in der Häufigkeit der Verabreichung von Schmerzmedikamenten zu festgelegten Zeitpunkten (Chi-Quadrat χ^2 = 18,350, df = 2, p = 0,000; C = 0,199). Zu diesem Ergebnis kamen auch Brüggemann et al. (2012) im Rahmen des MDK-Qualitätsberichtes. Bei 18 134 Bewohnern, die in die Prüfung einbezogen wurden, konnte eine regelmäßige Verabreichung der Schmerzmedikation durch die Pflegenden bei 94,1 % der Bewohner festgestellt werden. 5,9 % der Bewohner erhielten diese nicht (S. 19). Cairncross et al. (2007, S. 10) stellten fest, dass Analgesieverfahren in den letzten Jahren zwar zugenommen haben, dem Bewohner aber eher noch zufällig zu Gute kommt. Eine Studie von Schuler (2007, zit. aus Osterbrink et al. 2012, S. 27) kam zum Ergebnis, dass Menschen mit kognitiven Einschränkungen im Alter signifikant weniger Analgetika erhalten als Menschen ohne kognitive Einschränkungen. Diese Frage wurde den Pflegefachkräften in Baden-Württemberg nicht gestellt. Zu den Fragen nach der Häufigkeit zur Wirkungskontrolle nach Verabreichung von Schmerzmedikamenten, Verlaufskontrollen von Schmerzzuständen, Gabe von Bedarfsmedikation zur Vermeidung von Schmerzspitzen oder der Frage zur Beobachtung von Nebenwirkungen zeigen sich in den vorliegenden Ergebnissen, dass die Befragten in der Gruppe A und B diese Maßnahmen zwischen 65 % und 90 % „immer" durchführen.

Diese Ergebnisse zeigen, dass Maßnahmen zur Schmerztherapie von den Pflegefachkräften in Baden-Württemberg häufiger durchgeführt werden, als Maßnahmen zur Schmerzeinschätzung. Es ist zu vermuten, dass die medikamentöse Schmerztherapie bei den Pflegefachkräften einen höheren Stellenwert einnimmt, als Maßnahmen zur Schmerzeinschätzung. Das bestätigten auch die befragten Pflegedienstleitungen. Dies ist als problematisch anzusehen, da Ergebnisse von Studien belegen, dass die Einschätzung von Schmerzen bzw. der Schmerzintensität der erste Schritt in einem erfolgreichen Schmerzmanagement sind (Serlin et al., 1995, S. 280). Möglicherweise besteht in den Gruppen A und B der durchgeführten Untersuchung ein Zusammenhang zwischen der Häufigkeit der Schmerzeinschätzungen mit einem Instrument und der Häufigkeit an pflegerischen Maßnahmen in der medikamentösen Schmerztherapie. Dies könnte bedeuten, dass mit Hilfe von Schmerzerfassungsinstrumenten häufiger Bewohner mit Schmerzen erkannt werden. In einer Studie zum Instrument BESD wird beschrieben, dass das Instrument die Aufmerksamkeit und die Sensibilität der Pflegenden zum Schmerz erhöht hat (Lagger et al., 2008). Wichtige Bestandteile im pflegerischen Schmerzmanagement sind die Beratung und die Berücksichtigung der Biografie des Bewohners zum Umgang mit Schmerzen. Die quantitative Befragung in Baden-Württemberg zeigte, dass Beratung in der Gruppe A von 46.5 % (n = 59) und in Gruppe B von 37,2 % (n = 68) der Befragten „immer" durchgeführt wird. Die Biografie des Bewohners beim Umgang mit Schmerzen berücksichtigen die befragten Pflegefachkräfte 58,6 % (n = 78) der Gruppe A und in der Gruppe B sind es 49,7 % (n = 92). Das Ergebnis zeigt, dass diese pflegerischen Maßnahmen zum Schmerzmanagement seltener zur Anwendung kommen als Maßnahmen zur medikamentösen Schmerztherapie. Dieses Ergebnis bestätigen auch die befragten Pflegedienstleitungen. Ralic (2004, S. 10) stellte bei einer Befragung von Pflegefachkräften im Rahmen der modellhaften Implementierung des Expertenstandards zum Schmerzmanagement fest, dass 75,0 % der Befragten zur Beratung einen Fortbildungsbedarf sehen.

Brüggemann et al., (2012) stellten im dritten Qualitätsbericht des MDK fest, dass nach den durchgeführten Qualitätsprüfungen sowohl die Schmerzdiagnostik als auch die Schmerztherapie in den Einrichtungen der Altenhilfe als unbefriedigend erlebt wird (S. 117). Die Autoren führen weiter aus, dass sich in den Einrichtungen, die den Expertenstandard zum Schmerzmanagement implementiert haben, bessere Ergebnisse zum pflegerischen Schmerzmanagement wiederfinden, als in den Einrichtungen die noch nicht implementiert haben (Brüggemann et al., 2012, S. 118). Osterbrink et al. (2012, S. 33) kommen in einer Studie in Münster zur Schmerzsituation von Heimbewohnern in stationären Altenpflegeeinrichtungen zum Ergebnis, dass die „Ergebnisse der Selbsteinschätzung auf viel Leid unter den Altenheimbewohnern hindeutet. Die dringende Notwendigkeit, das Schmerzmanagement in den Heimen zu verbessern, wird damit deutlich". Die hier vorliegenden Ergebnisse deuten darauf hin, dass mit der Einführung des Expertenstandards zum Schmerzmanagement diese Versorgungslücke noch nicht geschlossen werden konnte.

Die Forschungsfrage zu den pflegerischen Maßnahmen im Schmerzmanagement konnte dahingehend beantwortet werden, dass die Häufigkeit der Maßnahmen zur Schmerzeinschätzung mit einem Instrument und die Verabreichung von Schmerzmedikamenten nach der Einführung des Expertenstandards zum Schmerzmanagement am deutlichsten zugenommen haben. Aufgezeigt werden konnte auch, in welchen Maßnahmen zur Schmerzeinschätzung und zur Schmerztherapie kein Unterschied in den Gruppen A, B und C besteht und welche Maßnahmen noch nicht in festgelegten Zeitabständen durchgeführt werden. Nichtmedikamentöse

Maßnahmen finden in den Gruppen A, B und C noch nur selten Beachtung in der Pflegepraxis.

8.4 Kooperation mit anderen Berufsgruppen

Um eine effektive und nachhaltige Verbesserung der Schmerzzustände beim Bewohner erreichen zu können, ist eine kontinuierliche Abstimmung mit dem behandelnden Arzt notwendig, insbesondere dann, wenn komplementäre Ansätze nur sehr eingeschränkt in der Pflegepraxis zur Anwendung kommen und der Fokus auf der medikamentösen Therapie liegt. Schiemann (2011, S. 3) beschreibt hierzu, dass aufgrund der Strukturveränderungen in der Pflege, z. B. durch die kürzere Verweildauer oder der Fachkraftproblematik ein effektives Schmerzmanagement in Zukunft nur in einer multiprofessionellen Zusammenarbeit zu lösen ist. Die vorliegenden Ergebnisse aus den Altenpflegeeinrichtungen in Baden-Württemberg zeigen, dass in der Gruppe A zwischen 64,1 % und 77,1 %, in der Gruppe B zwischen 51,4 % und 71,4 % und in der Gruppe C 61,0 % und 72,4 % „immer" eine multiprofessionelle Zusammenarbeit zum Schmerzmanagement durchgeführt wird. Eine kontinuierliche Zusammenarbeit mit Ärzten und Therapeuten findet in den beteiligten Einrichtungen der Altenhilfe nach der Einführung des Expertenstandards noch nicht statt. Schiemann et al. (2011, S. 5) fordern, dass eine engere Zusammenarbeit und Abstimmung mit Ärzten und Therapeuten noch weiter verbessert werden muss. Dies sieht auch Osterbrink (2006, S. 8) so, wenn er ausführt, dass die interprofessionelle Herangehensweise zur Identifikation und Behandlung von Schmerzpatienten noch ein bestehendes Problemfeld darstellt. Möglicherweise sind die vorliegenden Ergebnisse damit zu begründen, dass die Pflegefachkräfte den erhobenen Schmerzeinschätzungen wenig Gewicht beimessen und demzufolge keine Grundlage für eine stetige Zusammenarbeit mit Ärzten oder Therapeuten darstellen. Die befragten Pflegedienstleitungen berichteten in diesem Zusammenhang, dass die Schmerzeinschätzungen der Fachkräfte bei den Ärzten sehr unterschiedlich beurteilt werden. Osterbrink (2006, S. 8) stellt hingegen fest, dass die Pflegenden aufgrund der beruflichen Situation dem Bewohner am nächsten sind und die Schmerzverläufe am besten einschätzen können. Schwermann (2008) ergänzt, dass die Rolle der Pflegenden im Schmerzmanagement ein koordinierende sein muss (S. 18). Vermutlich sehen die befragten Pflegefachkräfte in den Altenpflegeeinrichtungen in Baden-Württemberg derzeit keinen eigenständigen beruflichen Handlungsauftrag zum Schmerzmanagement. Nach Müller-Mundt (2005, S. 206) wünschen sich die befragten Pflegenden im Rahmen des Schmerzmanagements mehr klar definierte Verantwortung und Kompetenzen. Möglicherweise trifft diese Forderung auch auf die hier befragten Pflegefachkräfte zu. Signifikante Unterschiede in den Gruppen A, B und C zeigen sich bei der Frage nach der Abstimmung mit dem Arzt wenn Schmerzen beim Bewohner zu erwarten sind und somit anzunehmen ist, dass mit der Einführung des Expertenstandards zum Schmerzmanagement die Sensibilität der Pflegefachkräfte zu Schmerzen bei den Bewohnern steigt. Die vorliegenden Ergebnisse zur interdisziplinären Zusammenarbeit lassen die Vermutung zu, dass nach der Einführung des Expertenstandards zum Schmerzmanagement durch die derzeit noch unregelmäßigen Abstimmungen der erhobenen Schmerzeinschätzungen der Pflegefachkräfte mit dem Arzt oder den Therapeuten, noch keine nachhaltige und individuelle Schmerzbehandlung beim Bewohner erfolgt.

Die Forschungsfrage zur interdisziplinären Zusammenarbeit konnte dahingehend beantwortet werden, dass Unterschiede in den Gruppen A, B und C, die sich mit der Einführung des nationalen Expertenstandards ergeben haben, aufgezeigt werden konnten. Es ist anzunehmen, dass die medikamentöse Schmerztherapie einen höheren Stellenwert einnimmt, als die Schmerzeinschätzung. Damit eine individuelle Schmerzbehandlung durch den Arzt stattfinden kann, müssen dem Arzt die Schmerzeinschätzungen der Pflegenden bekannt sein. Es zeigt sich, dass eine kontinuierliche Abstimmung mit dem Arzt nach Einführung des Expertenstandards zum Schmerzmanagement noch nicht stattfindet.

8.5 Nutzen des Expertenstandards Schmerzmanagement

Die vorliegenden Ergebnisse zum Nutzen des Expertenstandards zum Schmerzmanagement nach erfolgter Implementierung zeigen, dass die befragten Pflegefachkräfte in den Gruppen A und B die Fragen häufig nicht beantwortet haben. Möglicherweise fehlen den befragten Pflegefachkräften Kriterien zur Beurteilung eines möglichen Nutzens. Vermutlich werden in den Einrichtungen der Gruppen A und B derzeit keine oder wenig Reflektionen zum Nutzen des Expertenstandards zum Schmerzmanagement nach dessen Implementierung vorgenommen. Die befragten Pflegefachkräfte in den Altenpflegeeinrichtungen in Baden-Württemberg geben in der Gruppe A mit 85,3 % (n = 93) und in der Gruppe B mit 87,3 % (n = 138) an, dass sich nach der Einführung des Expertenstandards zum Schmerzmanagement die Schmerzeinschätzungen verbessert haben.

Die vorliegenden Ergebnisse zeigen, dass die Pflegenden nach der Einführung des Expertenstandards häufiger Schmerzeinschätzungen mit einem Instrument durchführen. Es konnte ein signifikanter Unterschied in den Gruppen A, B und C (Chi-Quadrat $\chi 2$ = 68,472, df = 4, p = 0,000; C = 0,372) bei Bewohnern ohne kognitive Einschränkungen und bei Bewohnern mit kognitiven Einschränkungen (Chi-Quadrat $\chi 2$ = 69,607, df = 4, p = 0,000; C = 0,379) nachgewiesen werden. Die häufigere Anwendung von Schmerzeinschätzungsinstrumenten nach der Einführung des Expertenstandards zum Schmerzmanagement wird von den befragen Pflegefachkräften als Verbesserung angesehen. Dass sich der Zeitraum zwischen dem Erkennen und der Behandlung von Schmerzen mit der Einführung des Expertenstandards zum Schmerzmanagement verkürzt hat, bejahten ebenfalls die Mehrheit der befragten Pflegefachkräfte in der Gruppe A mit 81,7 % (n = 85) und in der Gruppe B mit 87,5 % (n = 144). Vermutlich ist der verkürzte Zeitraum zwischen dem Erkennen und der Behandlung von Schmerzen mit dem häufigeren Einsatz von Schmerzeinschätzungsinstrumenten und häufigeren Verabreichung von Schmerzmedikamenten in festgelegten Zeitpunkten zu erklären. Hier konnten signifikante Unterschiede in den Gruppen A,

B und C nachgewiesen werden (Chi-Quadrat χ^2 = 18,350, df = 2, p = 0,000; C = 0,199). Eine Verbesserung des Fachwissens der Befragten zum Schmerz und eine Verbesserung des Fachwissens der Kollegen zum Schmerz werden als positiver Nutzen durch die Einführung des Expertenstandards von den Befragten genannt. Möglicherweise resultiert diese Einschätzung der Pflegenden aus den besuchten Fortbildungen zum Schmerz bzw. zum Schmerzmanagement. Zur Frage, ob die Bewohner nach der Einführung des Expertenstandards zum Schmerzmanagement seltener Schmerzen haben, zeigt das vorliegende Ergebnis, dass dies 60,8 % (n = 59) in der Gruppe A und 58,4 % (n = 87) mit „ja" beantwortet haben. Vermutlich verbinden die befragten Pflegefachkräfte diese Einschätzung mit der häufigeren Verabreichung von Schmerzmedikamenten zu festgelegten Zeitpunkten. Eine Studie von Klein et al. (2005) in Bayern kommt zu einem ähnlichen Ergebnis. Von den befragten Pflegefachkräften gaben 60 % einen positiven Nutzen für die Bewohner nach der Einführung des Expertenstandards zur Dekubitusprophylaxe an. Den Nutzen von wissenschaftlichen Standards bestätigten Ergebnisse einer Studie von Redfern et al. (2003, S. 225). Laut den Ergebnissen dieser Studie sehen 67 % der befragten Pflegenden mit in der Umsetzung Evidenz basierter Instrumente einen Mehrwert für ihre Pflegepraxis und eine Verbesserung der Lebensqualität der zu betreuenden Menschen.

Das Ziel des Expertenstandards zum Schmerzmanagement wird folgendermaßen angegeben: „Patient/Betroffene mit akuten oder tumorbedingten chronischen Schmerzen sowie zu erwartenden

Schmerzen erhalten ein angemessenes Schmerzmanagement, das dem Entstehen von Schmerzen vorbeugt, sie auf ein erträgliches Maß reduziert oder beseitigt" (Schiemann et al., 2004, S. 17). Die vorliegenden Ergebnisse der Befragung in Altenpflegeeinrichtungen in Baden-Württemberg lassen vermuten, dass dieses Ziel des Expertenstandards zum Schmerzmanagement bisher noch nicht erreicht wurde. Die Gründe dafür könnten im Expertenstandard zum Schmerzmanagement selbst liegen oder in der Implementierung von wissenschaftlichen Instrumenten. Ergebnisse aus Studien verweisen auf den Implementierungsprozess und dessen Wichtigkeit für eine nachhaltige Verbesserung der Pflegepraxis (z. B. Davies et. al., 2008; Boström et al., 2007). Nach den vorliegenden Ergebnissen hat die Implementierung des nationalen Expertenstandards zum Schmerzmanagement in den Einrichtungen der stationären Altenhilfe in Baden-Württemberg derzeit noch nicht zu einer nachhaltigen Veränderung der Pflegepraxis geführt hat. Möglicherweise kann dies mit knappen zeitlichen Ressourcen, mangelnden Kenntnissen oder der fehlender Unterstützung durch akademisch ausgebildete Pflegefachkräfte erklärt werden. Daniel-Wichern et al. (2009, S. 615) oder Klein et al. (2005, S. 90) stellten bei ihren Untersuchungen zum Expertenstandard Dekubitusprophylaxe nach der Befragung von Pflegefachkräften fest, dass die Wissenschaftlichkeit, also das hohe abstrakte Niveau des Expertenstandards eine wesentliche Barriere in der praktischen Umsetzung darstellt. Knappe Zeitressourcen, mangelnde Fähigkeiten der Pflegefachkräfte oder fehlende Kenntnis zu den Anforderungen im Umgang mit wissenschaftlichen Standards werden in Studienergebnissen aus Sicht der Pflegenden als Barrieren angegeben (O´Donnell, 2003, S. 197; Jones et al. 2006, S. 451).

Die befragten Pflegedienstleitungen führten aus, dass Barrieren in der Implementierung von nationalen Expertenstandards auf Lücken in der Grundausbildung in der Pflege zurückzuführen sind. In Deutschland wird derzeit über eine Zusammenführung der Alten-, Kranken- und Kinderkranken-pflegeausbildung zu einer gemeinsamen generalistischen Ausbildung diskutiert. Eine vom Bundesministerium für Gesundheit (BMG) eingesetzte Arbeitsgruppe stellte hierfür im März 2012 ein Eckpunktepapier für ein neues Pflegeberufegesetz vor (BMG, 2012). Es wäre wünschenswert, wenn die Eckpunkte zügig Einzug in die Gesetzgebung erhielten.

Zur Beantwortung der Forschungsfrage nach dem praktischen Nutzen des pflegerischen Schmerzmanagements nach einer Implementierung von Expertenstandards, konnten die Sichtweisen der Pflegefachkräfte aufgezeigt werden. Es zeigte sich, dass Schmerzeinschätzungen, eine Wissenserweiterung der Pflegefachkräfte sowie eine Verkürzung der Zeit zwischen dem Erkennen und der Behandlung von Schmerzen mit der Einführung des Expertenstandards einen positiven Effekt haben.

Bevor die Diskussion beendet wird, soll die erste Aktualisierung des Expertenstandards zum Schmerzmanagement vom DNQP kurz erläutert werden. Die Struktur- und Prozesskriterien, welche als notwendige Maßnahmen im Rahmen des Schmerzmanagements in der ersten Veröffentlichung formuliert wurden (Schiemann et al., 2004, S. 17), sind fast vollständig auch in der ersten Aktualisierung wiederzufinden (Schiemann et al., 2011, S. 25). Ergänzt wurde beispielsweise die Durchführung eines Initialen Assessments, welches als Auslöser für eine differenziertere Betrachtung dienen soll. Zur Verlaufskontrolle wurden Vorgehen und Häufigkeiten ergänzt und weiterführende Fortbildungen empfohlen. Die multiprofessionelle Zusammenarbeit wurde um die Angehörigen ergänzt (Schiemann et al., 2011, S. 15). Im Gegensatz zur ersten Veröffentlichung aus dem Jahre 2004, in der Patienten oder Bewohner mit akuten oder chronisch-tumorbedingten Schmerzen als Zielgruppe benannt waren (Schiemann et al., 2004, S. 5), „reduziert" sich die erste Aktualisierung auf die Behandlung akuter Schmerzen und klammert die chronischen Schmerzen aus. Dies wird damit begründet, dass bei chronischen Schmerzen zum einen eine andere Herangehensweise im Schmerzmanagement notwendig ist und sich zum anderen der Übergang von akuten zu chronischen Schmerzen zunehmend fließender darstellt (Schiemann et al., 2011, S. 23). Die befragten Pflegedienstleitungen aus Altenpflegeeinrichtungen in Baden-Württemberg erklärten hierzu, dass in der Pflegepraxis eine differenzierte Betrachtung zwischen akuten und chronisch-tumorbedingten Schmerzen selten bis gar nicht vorgenommen wird, sondern ausschließlich chronische Schmerzen im Vordergrund stehen, egal ob tumorbedingt oder nicht.

Studien, die sich mit Schmerzen in Altenpflegeheimen beschäftigt haben, zeigen, dass jeder dritte Deutsche im Alter zwischen 40 und

70 Jahren unter chronischen Schmerzen leidet (Störkel, 2009, S. 9). Osterbrink (2012, S. 33) kommt nach der Durchführung einer Studie in Münster bei 438 Bewohnern in stationären Pflegeeinrichtungen zum Ergebnis, dass drei Viertel der Heimbewohner schon länger als ein Jahr unter Schmerzen leiden. Nach Ergebnissen aus Studien aus den USA oder den Niederlanden leiden 45 % bis 80 % der Bewohner in Langzeitpflegeeinrichtungen unter „mäßigen" bis „schweren" chronischen Schmerzen und erhalten keine adäquate Therapie (Loeb, 1999; van den Beuken et al., 2007). In weiteren Studien konnte nachgewiesen werden, dass bei Bewohnern in Pflegeheimen Schmerzen im Bereich der Gelenke häufig auftreten und diese vorwiegend als chronische Schmerzen einzustufen sind (Polanezky, 2007; Gibson und Helme, 1997). Cairncross et al., (2007, S. 10) geben an, dass chronische Schmerzen immer häufiger schon mit Beginn der Heimaufnahme bestehen. Brüggemann et al., (2012) führen im Rahmen der externen Qualitätsprüfungen durch den Medizinischen Dienst der Krankenkassen (MDK) im dritten Qualitätsbericht aus, dass 19 218 von 61 733 geprüften Heimbewohnern, an chronischen Schmerzen leiden (S. 18). Diese Studienergebnisse deuten darauf hin, dass die Prävalenz von chronischen Schmerzen in der stationären Altenhilfe weiterhin eine der größten Herausforderungen für die Pflegefachkräfte darstellt. Es bleibt abzuwarten, ob die erste Aktualisierung des Expertenstandards zum Schmerzmanagement zu einer weiteren Zunahme an Wissen bei Pflegefachkräften und zu einer Erhöhung von pflegerischen Maßnahmen hinsichtlich Schmerzen in der Altenpflege führen wird.

8.6 Limitation

Die gestellten Forschungsfragen konnten weitestgehend beantwortet werden, dennoch gibt es Einschränkungen in den vorliegenden Ergebnissen. Im Expertenstandard zum Schmerzmanagement sind als Zielgruppe Patienten und Bewohner mit akuten und chronisch-tumorbedingten Schmerzen benannt (Schiemann et al., 2004, S. 17). Die Frage, ob die Pflegefachkräfte in der Schmerzeinschätzung oder in der medikamentösen Schmerztherapie eine Differenzierung vornehmen, wurde nicht gestellt. Die Beantwortung dieser Frage durch die Pflegefachkräfte wäre in den Altenpflegeeinrichtungen in Baden-Württemberg interessant gewesen.

Der Expertenstandard zum Schmerzmanagement stellt eine Vielzahl von Anforderungen an das Wissen auch über die pflegerischen Maßnahmen an die Pflegefachkräfte. Das Ziel der vorliegenden Studie war es, ein summatives Ergebnis zum pflegerischen Schmerzmanagement in der stationären Altenpflege zu liefern. Der Nachteil dabei ist, dass Fragen an die Pflegefachkräfte zum Schmerzmanagement nicht differenzierter nachgefragt wurden und die vorliegenden Ergebnisse einen allgemeinen Charakter darstellen. Im theoretischen Teil der vorliegenden Arbeit wurde ein Schwerpunkt auf die Prävalenz von Schmerzen bei Bewohnern im Pflegeheim gelegt. Dieser Aspekt konnte im Rahmen der Studie nicht aufgezeigt werden. Zur Darstellung solcher Ergebnisse wären andere Methoden und Auswertungsverfahren nötig gewesen. Es handelt sich bei den hier erzielten Ergebnissen um Einschätzungen der Pflegefachkräfte zur aktuellen Schmerzsituation des Bewohners in der Praxis.

In Deutschland liegen bis heute sieben nationale Expertenstandards zu unterschiedlichen, pflegerischen Themen vor. Die vorliegenden Ergebnisse zum Expertenstandard zum Schmerzmanagement lassen sich nur eingeschränkt auf andere Expertenstandards übertragen. Sie bedürfen einer gesonderten wissenschaftlichen Evaluation.

8.7 Ausblick

Die nationalen Expertenstandards haben in Deutschland seit der ersten Veröffentlichung im Jahre 2001 an Bedeutung gewonnen, nicht nur für die Pflegepraxis, sondern auch für externe Qualitätsprüfungen. Die vorliegenden Ergebnisse zum pflegerischen Schmerzmanagement sollen einen Beitrag für die weitere Entwicklung nationaler Expertenstandards leisten. Insbesondere können die aufgezeigten Ergebnisse für die Gestaltung von Implementierungsprozessen herangezogen werden, hierzu liegen zumindest die Sichtweisen der Pflegefachkräfte vor. Die durchgeführte Studie in Altenpflegeeinrichtungen in Baden-Württemberg nimmt für sich in Anspruch einen wesentlichen Beitrag zur Weiterentwicklung des pflegerischen Schmerzmanagements geleistet zu haben. Die Hoffnung besteht, dass die politischen Entscheidungsträger den intensiven Prozess erkennen, der mit der Einführung eines nationalen Expertenstandards verbunden ist und in Vergütungs- und Qualitätsverhandlungen häufiger berücksichtigen.

Die weiteren Entwicklungen von nationalen Expertenstandards, die aktuell in Deutschland diskutiert werden, müssen einen besonderen Schwerpunkt auf den Implementierungsprozess, z. B. in Form eines national einheitlichen Implemen-tierungsleitfadens für die Einrichtungen der stationären Altenhilfe legen. In einem nationalen Implementierungskonzept sollten wesentliche Bestandteile für eine gelingende und nachhaltige Implementierung beschrieben werden, wie z. B. differenziertere Fortbildungen zur Schmerzerfassung, die Rolle der Pflegenden im Schmerzmanagement oder die gezielte Reflektion der pflegerischen Maßnahmen hinsichtlich des Nutzens nach der Einführung eines Expertenstandards. Für die Entwicklung eines nationalen Implementierungskonzeptes können die vorliegenden Ergebnisse Ansätze liefern. Es ist zielführend, wenn spezielle Fortbildungen für die leitenden Mitarbeiter angeboten werden (z.B. Anleitung und Begleitung von Pflegefachkräften im Zuge der Implementierung). Ergebnisse von Studien zeigen, dass sich nach Meinung der Pflegefachkräfte eine fachliche Unterstützung und Anleitung durch leitende Pflegepersonen positiv für eine nachhaltige Veränderungen der Pflegepraxis erwiesen hat (z. B. Davies et al., 2008 oder Boström et al., 2007). Dies erscheint für den stationären Altenpflegebereich umso wichtiger, da schon Winter (2005, S. 248) in seiner Studie nachweisen konnte, dass zu wenig akademisch ausgebildete Pflegende in der Altenpflege zur Verfügung stehen. Somit muss das Augenmerk stärker auf Leitungskräfte ohne akademische Zusatzqualifikation gelegt werden. Neben der Pflegedienstleitung ist hier die Wohnbereichsleitung im mittleren Management zu nennen. Eine nachhaltige Veränderung der Pflegepraxis durch die Einführung des Expertenstandards zum Schmerzmanagement wird vermutlich nur dann gelingen, wenn die leitenden Mitarbeiter über das aktuellste Wissen zum Schmerzmanagement verfügen, davon überzeugt sind und dieses Wissen den Pflegefachkräften vermitteln können. Die vorliegenden Ergebnisse deuten darauf hin, dass die Pflegefachkräfte ohne gezielte Unterstützung den fachlichen Ansprüchen des Expertenstandards zum Schmerzmanagement derzeit noch nicht gerecht werden können. Zum Gelingen benötigt es eine Unternehmenskultur, die den Pflegefachkräften Raum und Zeit gibt, offene Fragestellungen zu thematisieren und zu diskutieren. In der Grundausbildung der Pflege muss überprüft werden, inwieweit pflegewissenschaftliche Instrumente und dessen Implementierung in die Pflegepraxis einen festen Bestandteil haben.

Implementierungsprozesse von nationalen Expertenstandards sollten in Deutschland einen gleichwertigen Stellenwert einnehmen wie z. B. die Grund- oder Behandlungspflege. Gelingt dies nicht, wird vermutlich auch in Zukunft aktuelles pflegewissenschaftliches Wissen nur unzureichend in der Pflegepraxis ankommen. Schließlich ist es der Bewohner, der momentan von diesem Wissen nur wenig profitiert. Die Entscheidungsträger in Politik und Wissenschaft sind aufgefordert diesem Trend zügig entgegenzuwirken.

Zum Abschluss dieser Forschungsarbeit möchte ich noch persönlich erwähnen, dass mir die vergangenen Jahre mit der Planung und Durchführung der Studie sehr viel Spaß und Freude bereitet haben.

An alle beteiligten Einrichtungen, insbesondere an alle beteiligen Pflegefachkräfte meinen herzlichen Dank.

Literaturverzeichnis

Alanen, S.; Ijäs, J.; Kaila, M.; Mäkelä, M.; Välimäki, M. (2007): Hypertensions guidelines implementation: experiences of Finnish primary care nurses. In: Journal of evaluation in clinical practice, 14 (5), 830-835.

Bank, V.; Lames M. (2000): Über Evaluation. Kiel, bajOsch-Hein Verlag

Bartholomeyczik, S.; Linhart M.; Mayer H.; (2008): Lexikon der Pflegeforschung. Begriffe aus Forschung und Theorie. München, Jena, Verlag Urban und Fischer.

Basler, H. D.; Hesselbarth, S.; Kaluza, G.; Schuler, M.; Sohn, W.; Nikolaus, T.: Komorbidität und Medikation geriatrischer Schmerzpatienten. In: Der Schmerz, 17, 252-260.

Basler, H. D.; Hesselbarth, S.; Schuler, M.: Schmerzdiagnostik und Therapie in der Geriatrie. Teil 1: Schmerzdiagnostik. In: Der Schmerz, 18 (4), 317 – 326

Bäuerle, D.; Roes, M. (2009): Expertenstandard/Qualitätsniveaus. Widerspruch oder Ergänzung? In: Altenheim, 48 (9), 40 – 42

Beckers, T.; Birkelbach K.; Hagennah J.; Rosar U. (Hg.) (2010): Komparative empirische Sozialforschung. 1. Auflage, Wiesbaden, Verlag für Sozialwissenschaften.

Beikirch, E.; Klie, T. (2007): Nationale Qualitätsniveaus. Multidisziplinäre Strategien zur Qualitätsentwicklung in Pflege und Betreuung. In: Gerontologie und Geriatrie, 40 (3), 147 – 157

Borger, M.; Weschler, P.; Panfil, E. M. (2007): Literaturrecherche. In: Brandenburg, H.; Panfil, E. H.; Mayer, H. (Hg.) (2007): Pflegewissenschaft 2. Lehr und Arbeitsbuch zur Einführung in die Pflegeforschung. Bern, Verlag Hand Huber, 43-53.

Bortz, J.; Döring, N. (2006): Forschungsmethoden und Evaluation für Human und Sozialwissenschaftler. Heidelberg, Springer-Verlag.

Boström, A. M.; Wallin L.; Nordström G. (2007): Evidence – based practice and determinants of research use in elderly care in Sweden. In: Journal of evaluation in clinical practice, 13 (4), 665-673.

Bölicke, C.; Schlegel K. (2009): Expertenstandards im neuen Pflegeversicherungsrecht. In: Die Schwester Der Pfleger, 48 (3), 279-284

Bundesministerium für Familie, Senioren, Frauen und Jugend (BMFSFJ) (Hg.) (2002): Vierter Altenbericht zur Lage der älteren Generation in der Bundesrepublik Deutschland: Risiken, Lebensqualität und Versorgung Hochaltriger unter besonderer Berücksichtigung demenzieller Erkrankungen

Bundesministerium für Gesundheit (BMG): Eckpunkte zur Vorbereitung eines Entwurfs eines neuen Pflegeberufegesetzes.
http://www.bmg.bund.de/pflege/pflegekraefte/eckpunkte-pflegeberufegesetz.html (5.07.2012).

Buss, C. I.; Halfens, J. G. R.; Abu-Saad, H. H.; Kok, G. (2004): Ressure ulcer prevention in nursing homes: views and beliefs of enrolled nurses and other health care workers. In: Journal of clinical nursing, 6, 668-676.

Brandenburg, H.; Panfil E. M.; Mayer, H. (2007): Pflegewissenschaft 2. Lehr- und Arbeitsbuch zur Einführung in die Pflegeforschung. Bern, Verlag Hans Huber.

Brüggemann, J.; Becher, U.; Coners, E.; Fischer, W.; Gerber, H.; Kimmel, A.; Kowalski, I.; Schwegler, F.; Wenzel, D. (2012): 3. Bericht des MDS nach §114a Abs. 6 SGB XI. Qualität in der ambulanten und stationären Pflege. Mülheim an der Ruhr, Köln, Asmuth druck + crossmedia gmbh & co. kg.

Cairncross, L.; Magee, H.; Askham, J. (2007): A Hidden Problem: Pain in Older People. Oxford, Picker Institut.

Carr, E. C. J.; Mann E. M. (2010): Schmerz und Schmerzmanagement. Praxishandbuch für Pflegeberufe. 2. Auflage. Bern, Verlag Hans Huber.

Cleeland, C. S.; Syrjala, K. L. (1992): How to assess cancer pain. In: Serlin, R. C., Mendoza, T. R., Nakamura, Y., Edwards, K. R., Cleeland, C. S. (1995) Pain, 61, 277-284. In: Turk, D., Melzack, R. (1992): Pain Assessment. Guilford Press. New York, 360-387.

Daniel-Wichern, S.; Dudel, H.; Halfens, J. G. R; Wilborn, D. (2009): Theorie – Praxis – Transfer in der Altenpflege. Zusammenhang zwischen der Dekubitusprävalenz und der Implementierung des Expertenstandards. In: Pflegezeitschrift 62 (10), 612-616.

Davies, B.; Edwards, N.; Ploeg, J.; Virani, T. (2008): Insights about the process and impact of implementing nursing guidelines on delivery of care in hospitals and community settings. In: BMC Health Services Research, 8 (29), 1-15.

Deutsches Netzwerk für Qualitätsentwicklung in der Pflege (Hg.) (2011):

Methodisches Vorgehen zur Entwicklung, Einführung und Aktualisierung von Expertenstandards in der Pflege, Fachhochschule Osnabrück.

Dieckmann, A. (2009): Empirische Sozialforschung. Grundlagen, Methoden, Anwendungen. Hamburg, Rowohlts Verlag.

Elsbernd, A (2009): Einführung von Expertenstandards in die Pflegepraxis. Aufgaben für das Pflegemanagement. Vortrag, Stiftung Liebenau, Oktober 2009.

Ferrell, B. A. (1991): Pain management in elderly people. Journal American Geriatric Society. 39, 64-73.

Fitzpatrick, J. L.; Sanders, J. R.; Worthen, B. R. (2004): Programm Evaluation: Alternative Approaches and Practical Guidelines. Boston, Pearson Verlag.

Fischer, T. (2009): Schmerzen erkennen. In: Heilberufe Spezial, 61 (12), 10-12.

Fischer, D. (2009): Implementierung von Expertenstandards – Vorschlag einer praktischen Arbeitshilfe zur Vorgehensweise. In: Unterricht Pflege, 14 (2),16-23.

Fleischer, N.; Klewer, J. (2011): Untersuchung des Ernährungsmanagement vor und während der Implementierung des nationalen Expertenstandards zur Sicherstellung der oralen Ernährung in der Pflege in einer stationären Altenpflegeeinrichtung. In: Heilberufescience, 2 (4), 143-149.

Flick, U. (Hg.) (2006): Qualitative Evaluationsforschung. Konzepte, Methoden, Umsetzungen. Reinbeck, Rowohlt Verlag.

Flick, U. (2004): Triangulation – Eine Einführung. Wiesbaden, Verlag für Sozialwissenschaften.

Fothergill-Bourbonnais, F.; Wilson-Barnett, J. (1992): Pflegewissen über Schmerzbehandlung bei Pflegenden auf der Intensivstation und im Hospiz: eine Vergleichsstudie. In: Schröck, R.; Drerup, E. (Hg.): Schmerz. Perspektiven der Pflegeforschung. Freiburg im Breisgau, Lambertus Verlag.

Fox, P.; Raina, P.; Jadad, A. (1999): Prevalence and treatment of pain in older adults in nursing homes and other long-term care institutions: a systematic review. In: CMAJ 160, 3, 329-333.

Frommelt, M.; Roes, M.; Schmidt, R. (Hg.) (2010): Implementierung wissensbasierter Qualitätsniveaus. Heidelberg, medhochzwei Verlag.

Gesundheitsministerkonferenz der Länder: Ziele für eine einheitliche Qualitätsstrategie im Gesundheitswesen. Beschlüsse der Gesundheitsministerkonferenz aus den Jahren 1999, 2004 und 2006.
http://www.gmkonline.de/?&nav=beschluesse_79&id=79_09.02 (30.06.2012)

Gibson, S.; Farrel, M. (2004): A review of age difference in the neurophysiology of nociceoption and the perceptual experience of pain. In: Clinical Journal of pain, 20 (4), 227-239.

Görres, S.; Luckey K.; Stappenbeck, J. (1997): Qualitätszirkel in der Alten- und Krankenpflege. Bern, Verlag Hans Huber.

Harrison, S.; Dowswell, G.; Wright, J. (2002): Practice nurses and clinical guidelines in a changing primary care context: an empirial study. In: Journal of Advanced Nursing, 39 (3), 299-307.

Harowitz, C.; Goldberg, H.; Martin, D.; Wagner, E.; Fihn, S.; Christensen, D.; Cheadale, A. (1996): Conducting a randomizes controlled trial of CQI and academic detailing to implement clinical guidelines. In: Joint Commission journal on quality and patient safety / Joint Commission on Accreditation of Healthcare Organizations, 11, 734-750.

Hense, G. (2000): Pflegeprozess in der Altenpflege. In: Köther, G., Gnamm, E., (Hg.) (2000): Altenpflege in Ausbildung und Praxis. Stuttgart, New York, Thieme Verlag, 202-216.

Hellstern, G. M.; Wollmann, H. (1983): Evaluierungsforschung. Ansätze und Methoden – dargestellt am Beispiel des Städtebaus. Base, Boston, Stuttgart, Birkhäuser Verlag.

Hellstern, G. M.; Wollmann, H. (1984): Handbuch zur Evaluationsforschung, Band 1. Opladen, Westdeutscher Verlag.

Helme, R. D.; Gibson, S.J. (1997): Pain in the elderly. In: Jensen, TX, Turner, JA, Wiesenfeld-Hallin, Z. (Eds). Proceedings of the 8th World Congress on Pain. Seattle: IASP Press, 1997, 919-944.

Higgins, J.; Madjar, I.; Walton, J. (2004): Chronic Pain in elderly nursing home residents: the need for nursing leadership. In: Journal of Nursing Management, 12, 167-173.

Holling, H. (Hg.) (2009): Grundlagen und statistische Methoden der Evaluationsforschung. Göttingen, Bern, Toronto, Seattle, Hogrefe Verlag.

IASP – International Association for the Study of pain (1986): Pain terms: a current list with definition and notes of usage. Revision prepared by an Ad Hoc Subcommittee on Classification. Suppl. 3/Part II, 215-221.

Janssen, J.; Laatz, W. (2005): Statistische Datenanalyse mit SPSS für Windows, 5. Auflage, Berlin, Heidelberg, New York, Springer Verlag.

Johansson, M. E.; Pilhammer, E.; Khalaf, A.; Willmann, A. (2008): Registered Nurses 'Adherences to Clinical Guidelines Regarding Peripheral Venous Catheters: A Structure Observational Study. In: Worldviews on evidence based nursing: linking evidence to action, 5 (3), 148-159.

Jones, E. N.; Suurdt, J.; Ouelette-Kuntz, H.; Heyland, D. K. (2006): Implementation of the Clinical Practice Guidelines for Nutrition Support: A Multiple Case Study of Barriers and Enablers. In: Nature clinical practice, 8 (4), 449-457.

Joint Committee on Standards for Educational Evaluation; Sanders, J. R. (Hg.) (2006): Handbook for Evaluations standards – Die Standards der „Joint Committee in Standards for Educational Evaluation, 3. erweiterte und aktualisierte Auflage. Wiesbaden, Verlag für Sozialwissenschaften.

Klein, B.; Gaugisch, P.; Weiss, V.; Wolfsteiner, C. (2005): Pflege ohne Druck. Dekubitus: Ursachen der Entstehung, prophylaktische Maßnahmen und Rahmenbedingungen in der häuslichen und stationären Altenpflege in Bayern. Fraunhofer Institut für Arbeitswirtschaft und Organisation.

Kromrey, H. (2001): Evaluation – ein vielschichtiges Konzept. Begriff und Methodik von Evaluierung und Evaluationsforschung. Empfehlungen für die Praxis. In: Sozialwissenschaften und Berufspraxis, 24 (2), 1-23.

Köther, I.; Gnamm, E. (2000): Altenpflege in Ausbildung und Praxis. Stuttgart, New York, Thieme Verlag.

Köckeis-Stangl, E. (1982): Methoden der Sozialisationsforschung. In: Klaus Hurrelmann, D. U. (Hg.) (1982): Handbuch der Sozialisierungsforschung . Weinheim. Beltz Verlag, 321-370.

Lagger, V; Mahrer-Imhof, R; Imhof, L. (2008): Schmerzmanagement bei Patienten mit kognitiven Beeinträchtigungen: ein Forschungsanwendungsprojekt. In: Pflege, 21, 149-156.

Lamnek, S. (1988): Qualitative Sozialforschung (Bd. 1): Methodologie. München, Psychologie Verlags Union.

Lausberg, B. (2008): Wissenstransfer in der Pflege. Eine empirische Untersuchung zur Implementation von Expertenstandards in der Pflege in ambulanten und stationären Pflegeeinrichtungen in OWL. Universität Bielefeld, Bachelorarbeit.

Loeb, J. (1999): Pain Management in long term care. American Journal of Nursing, 99 (2), 48-52.

Lektorat Pflege Menche, N. (2004) (Hg.): Pflege heute. Lehrbuch für Pflegeberufe, 3. Auflage. München, Verlag Urban und Fischer.

Maier, G.; Berg, A.; Köpke, S.; Fleischer, S.; Langer, G.; Reif, K.; Wylegalla, C.; Behrens, J. (2006): Chancen für die Qualitätsentwicklung nutzen. Eine kritische Stellungnahme zu den Expertenstandards in der Pflege. In: Pflegezeitschrift, 1, 34-38.

Mayring, P. (1993): Qualitative Inhaltsanalyse. Grundlagen und Techniken, 4. erweiterte Auflage 1993. Weinheim, Deutscher Studien Verlag.

McCaffery, M.; Beebe, A. (1994): Pain: A Clinical Manual for Nursing Practice, London, CV Mosby.

McKinley, S.; Botti, M. (1991): Nurses´ assessment of pain in hospitalised patients. Austral. J. Adv. Nurs., 9, 8-14.

Medizinsicher Dienst des Spitzenverbandes Bund der Krankenkassen e.V.: Pflegefachliche Stellungnahmen 2001 – 2009.
http://www.mds-ev.de/Dokumente_Formulare_Pflege.htm (01.07.2012)

Messer, B. (2007): Die Expertenstandards im Pflegealltag. Wie sich die Empfehlungen in der Altenpflege praktisch umsetzen lassen. Hannover, Schlütersche Verlag.

Messer, B. (2009): Stöhnen ist ein Signal. In: Pflegen: Demenz, 3 (13), 24-27.

Metzing, S. (2004): Schmerzeinschätzung bei älteren Menschen mit kognitiven Einschränkungen. In: Schiemann et. al. (2004). Expertenstandard Schmerzmanagement in der Pflege, 53-60.

Metzing, S. (2004): Nicht-medikamentöse Maßnahmen in Ergänzung zur Schmerzmedikation. In: Schiemann et al. (2004). Expertenstandard Schmerzmanagement in der Pflege, 53-60.

Meyer, W. (2007): Evaluationsdesigns. In: Handbuch zur Evaluation. Eine praktische Handlungsanleitung. Göttingen, Waxmann Verlag.

Miles, M. B.; Hubermann A. A. (1994): Qualitative Data Analysis: A sourebook of new methods. In: Flick U. (2004): Triangulation – Eine Einführung, 70 ff.

Mohr, H. W. (1977): Bestimmungsgründe für die Verbreitung von Technologien. Berlin, Duncker & Humblot Verlag.

Müller-Mundt, G. (2005): Chronischer Schmerz. Herausforderungen für die Versorgungsgestaltung und Patientenedukation. Bern, Verlag Hans Huber.

Müller-Mundt, G; Schäffer, D; Halsbeck, J. (2008): Bewältigung komplexer Medikamentenregime – Erfordernisse der Selbstmanagementunterstützung. In: Schäffer, D; Behrens, J; Görres, S (Hg.) (2008): Ergebnisse der Pflegeforschung. Weinheim, München, Juventa Verlag, 30-55-

Müller-Mundt, G.: Schmerzmanagement in der Pflege. In: Behr´s Jahrbuch Gesundheit und Pflege. Hamburg, Behrs Verlag, 75-88.

Nussbaum, G.: Auf komplexe Aufgaben vorbereitet. Akademisierung der Pflegeberufe: Pflegewissenschaft orientiert sich neu. In: Häusliche Pflege, 20, (2), 42-44.

O´Donnell, C. A. (2003): Attitudes and knowledge of primary care professionals towards evidence – based practice: a postal survey. In: Journal of Evaluation in Clinical Practice, 10 (2), 197-205.

Osterbrink, J. (2003): Schmerzmanagement – Aufgabe der Pflege? In: Die Schwester/Der Pfleger, 42 (6), 656-661.

Osterbrink, J. (2006): Schmerzmanagement in der Pflege. In: Österreichische Pflegezeitschrift, 12, 8-11.

Osterbrink, J.; Hufnagel, M.; Kutschar, P.; Mitterlehner, B.; Krüger C.; Bauer, Z.; Achauer W.; Weichbold, M.; Sirsch, E.; Drebenstedt, C.; Perrar,

K.M.; Ewers, A. (2012): Die Schmerzsituation von Bewohner in der stationären Altenhilfe. Ergebnisse einer Studie in Münster. In: Der Schmerz, 1, 1-9.

Oleksiw, K. (2009): Implementierung von Expertenstandards. In: Heim + Pflege, 6 (7), 179-182.

Pagani, M.; Zauner, K. (2010): Wissen von dipl. Pflegepersonal zum pflegerischen Schmerzmanagement. Saarbrücken, Verlag VDM Dr. Müller.

Pipam, W.; Penz, H.; Janig, G. H.; Plank, H.; Gatterning K.; Likar, R.: Lebensqualität und Schmerz bei Patienten einer medizinischen-geriatrischen Abteilung. In: Der Schmerz, 22 (1), 59-66.

Polanezky, G. (2007): Schmerz und „Aktivitäten des täglichen Lebens". Eine Untersuchung in Langzeitpflegeeinrichtungen. UMIT, Department für Pflegewissenschaft und Gerontologie der Privaten Universität für Gesundheitswissenschaften, Medizinische Informatik und Technik. Dissertationsschrift.

Porst, R. (2011): Fragebogen – Ein Arbeitsbuch, 3. Auflage. Wiesbaden, Verlag für Sozialwissenschaften.

Ralic, N. (2004): Projekt Implementierung des Expertenstandards Schmerzmanagement. Audit Instrument des DNQP, Fachhochschule Osnabrück.

RCN – Royal College of Nursing (2010): Übersetzung des nationalen Begriffes Expertenstandard. http://www.rcn.org.uk (19.06.2010).

Redfern, S.; Christian, S. (2003): Achieving change in health care practice. In: Journal of Evaluation in Clinical Practice, 9 (2), 225-238.

Rolfe, G.; Segrott, J.; Jordan, S. (2008): Tensions and contradictions in nurse's perspektives of evidence based practice. In: Journal of nursing management: an international journal, 16 (4), 440-451.

Rossi, P. H.; Freemann, H. E. (1985): Evaluation. A systematic approach. Beverly Hills, Sage.

Scriven, M. (1982): The Logic of Evaluation. California, Egdepress.

Scharff, L.; Turk, D. C. (1998): Chronic Pain and Depression in the Elderly. Clinical Geriatrics, 6 (8), 1-11.

Schiemann, D.; Moers, M.; Blumenberg, P.; Schemann, J. (2004): Expertenstandard Schmerzmanagement in der Pflege. Deutsches Netzwerk für Qualitätsentwicklung in der Pflege (DNQP) (Hg.) (2004). Osnabrück, Fachhochschule Osnabrück, Fakultät für Wirtschafts- und Sozialwissenschaften.

Schiemann, D.; Moers, M.; Blumenberg, P.; Büscher, A.; Stehling, H. (2011): Expertenstandard Schmerzmanagement in der Pflege bei akuten Schmerzen. 1. Aktualisierung. Deutsches Netzwerk für Qualitätsentwicklung in der Pflege (DNQP) (Hg.) (2004). Osnabrück, Fachhochschule Osnabrück, Fakultät für Wirtschafts- und Sozialwissenschaften.

Schwermann, M. (2008): Umsetzung eines fundierten Schmerzmanagements. In: Steurer, J. (Hg.) (2008): Palliativ Care in Pflegeheimen, 15-43.

Schwermann, M. (2009): Schmerzerfassung bei Menschen mit eingeschränkter kognitiver Fähigkeit. In: Unterricht Pflege, 14 (2), 24-31.

Seeberger, B. (2004): Zur Wirksamkeit von Qualitätsmanagement in Altenpflegeeinrichtungen. Frankfurt am Main. Mabuse Verlag, Wissenschaft 80.

Serlin, R. C.; Mendoza, T. R.; Nakamura, Y.; Edwards, K. R.; Cleeland, C. S. (1995): When is cancer pain mild, moderate or severe? Grading pain severity by its interference with function. Pain. 61, 277-284.

Silvestrini, S.; Reade, N. (2008): CEval – Ansatz zur Wirkungsevaluation / Stockmann'scher Ansatz. Arbeitspapier 11, Centrum für Evaluation an der Universität des Saarlandes, Saarbrücken.

Sowinski, C. (2004): Der Expertenstandard „Schmerzmanagement". In: Pro Alter – Kuratorium Deutsche Altershilfe, 28 (4), 13-19.

Statistisches Bundesamt (2007): Pflegestatistik 2007. Pflege im Rahmen der Pflegeversicherung 4. Bericht: Ländervergleich – Pflegeheime
http://www.destatis.de/jetspeed/portal/cms/Sites/destatis/Internet/DE/Content/Publikationen/Fachveroeffentlichungen/Sozialleistungen/Pflegestatistik2001bis2003,templateId=renderPrint.psml (25.09.2010).

Stockmann, R. (Hg.) (2007): Handbuch zur Evaluation. Eine praktische Handlungsanleitung. Göttingen, Waxmann Verlag.

Stockmann, R. (Hg.) (2006): Evaluationsforschung. Grundlagen und ausgewählte Handlungsfelder. Göttingen, Waxmann Verlag.

Störkel, F. (2009): Grundlagen zur Entstehung und Behandlung von Schmerz. In: Unterricht Pflege, 14 (2), 9-15.

Strohbrücker, B. (2004): Medikamentöse Schmerzbehandlung. In: Schiemann et al. (2004). Expertenstandard Schmerzmanagement in der Pflege, 63-67.

Strohbrücker, B. (2004): Schmerzeinschätzung und Dokumentationen. In: Schiemann et al. (2004). Expertenstandard Schmerzmanagement in der Pflege, 34-43.

Van den Beuken M.; de Rijeka, J.; Kessels, A.; Schountec, H.; van Kleefeld, M. (2007): High prevalence of pain in patient with cancer in a large population – based study in the Netherlands. Pain, 132 (3), 312-320.

Waddell, G. (1997): Low back pain: a twentieth century health care enigma. In Jensen T.S., Turner A., Weisenfels-Hallin, Z.: Progress in Pain Research and Management. International Study of pain, Seattle, 101-112.

Whittaker, E.; Kernohan, W.; Hasson, F.; Howard, V.; McLaughlin, D. (2006): The palliativ Care education needs of nursing home staff. In: Nurse education today, 6, 501-510.

Winter, H. J .M. (2005): Die ersten Pflegeakademiker in Deutschland. Arbeitsmarktperspektiven und Berufsverbleib in der stationären Altenpflege. Bern, Göttingen, Toronto, Seattle, Hans Huber Verlag.

Wittmann, W. W. (1985): Evaluationsforschung. Aufgaben, Probleme und Anwendungen. Berlin, Heidelberg, New York, Tokyo, Springer Verlag.

Wittmann, W. W.; Nübling, R.; Schmidt, J. (2002): Evaluationsforschung und Programmevaluation im Gesundheitswesen. In: Zeitschrift für Evaluation, 1, 39-60.

Wottawa, H.; Thierau, H. (1990): Lehrbuch Evaluation. Bern, Stuttgart, Toronto, Verlag Hans Huber.

Wolke, R. (2009): Umsetzung der gesundheitsökonomischen Evaluation in der Pflege. Analyse von Kosten und Nutzen der Einführung des Nationalen Expertenstandards „Förderung der Harnkontinenz in der Pflege". Lage, Jacobs Verlag.

Wolke, R.; Hennings, D.; Scheu, P. (2007): Gesundheitsökonomische Evaluation in der Pflege. Analyse von Kosten und Nutzen der Einführung des Nationalen Expertenstandards Dekubitusprophylaxe in der Pflege in einer Stationären Langzeit-) Pflegeeinrichtung. In: Gerontologie und Geriatrie, 40 (3), 158-177.

Zalon, M. L. (1993): Nurses assessment of postoperative patient's pain. Pain, 54, 329-334.

Zwakhalen, S. M.; Hamers, J. P.; Huijer Abu-Saad, H.; Berger M. P. (2006): Pain in elderly people with severe dementia: a systematic review of behavioural pain assessment tools. BioMed Central, Geriatrics.

Tabellenverzeichnis

TABELLE 1: STÄRKEN UND SCHWÄCHEN DES PARTIZIPATIVEN ANSATZES 38

TABELLE 2: VERTEILUNG DES GESCHLECHTES, NACH GRUPPEN 119

TABELLE 3: ALTER DER BEFRAGTEN, NACH GRUPPEN 119

TABELLE 4: ABGESCHLOSSENE AUSBILDUNG DER BEFRAGTEN, NACH GRUPPEN 120

TABELLE 5: JAHR DES BERUFSABSCHLUSSES DER BEFRAGTEN, NACH GRUPPEN 121

TABELLE 6: ABSOLVIERTE WEITERBILDUNG DER BEFRAGTEN, NACH GRUPPEN 121

TABELLE 7: BESCHÄFTIGUNGSDAUER DER BEFRAGTEN IN DER EINRICHTUNG, NACH GRUPPEN 123

TABELLE 8: EINGEFÜHRTER EXPERTENSTANDARD ZUM SCHMERZMANAGEMENT, NACH GRUPPEN 124

TABELLE 9: VORHANDENSEIN EINER VERFAHRENSREGELUNG FÜR BEWOHNER MIT SCHMERZEN, NACH GRUPPEN 125

TABELLE 10: ANZAHL DER BESUCHTEN FORTBILDUNGEN ZUM SCHMERZ IN DEN VERGANGENEN 3 JAHREN, NACH GRUPPEN 126

TABELLE 11: WISSENSERWERB DER BEFRAGTEN DURCH FACHBÜCHER, NACH GRUPPEN 128

TABELLE 12: WISSENSERWERB DER BEFRAGTEN DURCH FACHZEITSCHRIFTEN, NACH GRUPPEN 128

TABELLE 13: WISSENSERWERB DER BEFRAGTEN DURCH DAS INTERNET, NACH GRUPPEN 129

TABELLE 14: WISSENSERWERB DER BEFRAGTEN DURCH EIN INTERNES QUALITÄTSHANDBUCH, NACH GRUPPEN 130

TABELLE 15: WISSENSERWERB DER BEFRAGTEN DURCH INTERNE UND EXTERNE FORTBILDUNGEN, NACH GRUPPEN 130

TABELLE 16: AKTUELLES WISSEN DER BEFRAGTEN ZU NICHTMEDIKAMENTÖSEN MAßNAHMEN, NACH GRUPPEN 132

TABELLE 17: BEKANNTHEIT DES WHO-STUFENSCHEMAS BEI DEN BEFRAGTEN, NACH GRUPPEN 135

Tabelle 18: Bekanntheit des Algorithmus nach Strohbrücker und Osterbrink bei den Befragten, nach Gruppen 136

Tabelle 19: Bekanntheit der Verlaufskontrolle nach der Schmerzmittelverabreichung bei den Befragten, nach Gruppen 137

Tabelle 20: Bekanntheit der Verabreichung der Bedarfsmedikation von Schmerzmedikamenten zur Vermeidung von Schmerzspitzen bei den Befragten, nach Gruppen 138

Tabelle 21: Zur Verfügung stehende Assessmentinstrumente zur Schmerzeinschätzung bei Bewohnern ohne kognitive Einschränkungen, nach Gruppen 139

Tabelle 22: Kategorisierung der zur Verfügung stehenden Assessmentinstrumente zur Schmerzeinschätzung bei Bewohnern mit kognitiven Einschränkungen, nach Gruppen 141

Tabelle 23: Medikamente zur Schmerztherapie nach WHO-Stufenschema, nach Gruppen 143

Tabelle 24: Die am häufigsten genannten Schmerzmedikamente, nach Gruppen 144

Tabelle 25: Häufigkeit der Befragung des Bewohners nach der Heimaufnahme, nach Gruppen 145

Tabelle 26: Häufigkeit einer systematischen Schmerzeinschätzung der Bewohner mit einem Assessmentinstrument, nach Gruppen 146

Tabelle 27: Häufigkeit der Befragung des Bewohners zur Schmerzintensität zu festgelegten Zeitabständen, nach Gruppen 147

Tabelle 28: Häufigkeit der Besprechung der Schmerzeinschätzungen mit dem Pflegeteam, nach Gruppen 148

Tabelle 29: Häufigkeit der Befragung des Bewohners zu schmerzbedingten Problemen zu festgelegten Zeiten, nach Gruppen 149

Tabelle 30: Häufigkeit der Befragung/Beobachtung nach Heimaufnahme, nach Gruppen 150

Tabelle 31: Häufigkeit einer systematischen Schmerzeinschätzung mit einem Assessmentinstrument, nach Gruppen 151

TABELLE 32: HÄUFIGKEIT DER BEOBACHTUNG DES BEWOHNERS AUF SCHMERZHINWEISE IN FESTGELEGTEN ZEITEN, NACH GRUPPEN 152

TABELLE 33: HÄUFIGKEIT EINER SCHMERZEINSCHÄTZUNG, WENN DAS VERHALTEN DES BEWOHNERS AUF SCHMERZEN HINWEIST, NACH GRUPPEN 153

TABELLE 34: HÄUFIGKEIT DER BESPRECHUNG DER SCHMERZEINSCHÄTZUNGEN MIT DEM PFLEGETEAM, NACH GRUPPEN 154

TABELLE 35: HÄUFIGKEIT DER BEFRAGUNG VON ANGEHÖRIGEN/BETREUERN ZU SCHMERZBEDINGTEN PROBLEMEN, NACH GRUPPEN 155

TABELLE 36: AM HÄUFIGSTEN ANGEWANDTE NICHTMEDIKAMENTÖSE MAßNAHMEN IN DER PFLEGEPRAXIS, NACH GRUPPEN 156

TABELLE 37: HÄUFIGKEIT DER VERABREICHUNG VON SCHMERZMEDIKAMENTEN ZU FESTGELEGTEN ZEITPUNKTEN, NACH GRUPPEN 158

TABELLE 38: HÄUFIGKEIT DER WIRKUNGSKONTROLLE NACH VERABREICHTER SCHMERZMEDIKATION, NACH GRUPPEN 159

TABELLE 39: HÄUFIGKEIT DER BEDARFSGABE WENN DER BEWOHNER UNTER SCHMERZEN KLAGT, NACH GRUPPEN 160

TABELLE 40: HÄUFIGKEIT DER BEOBACHTUNG AUF NEBENWIRKUNGEN NACH SCHMERZMITTELGABE, NACH GRUPPEN 161

TABELLE 41: HÄUFIGKEIT DER BERATUNG DES BEWOHNERS ZUM SCHMERZ, NACH GRUPPEN 162

TABELLE 42: HÄUFIGKEIT DER DOKUMENTATION DER VOM BEWOHNER ANGEGEBENEN SCHMERZEN, NACH GRUPPEN 163

TABELLE 43: HÄUFIGKEIT DER BERÜCKSICHTIGUNG DER BIOGRAFIE IM UMGANG MIT SCHMERZEN, NACH GRUPPEN 164

TABELLE 44: HÄUFIGKEIT DER BESPRECHUNG DER SCHMERZEINSCHÄTZUNGEN MIT DEM ARZT, NACH GRUPPEN 165

TABELLE 45: HÄUFIGKEIT DER MITTEILUNG AN DEN ARZT ÜBER BEOBACHTETE SCHMERZMITTELBEDINGTE NEBENWIRKUNGEN, NACH GRUPPEN 166

Tabelle 46: Häufigkeit der Besprechung mit dem Arzt, wenn Schmerzen beim Bewohner zu erwarten sind, nach Gruppen 167

Tabelle 47: Häufigkeit der Mitteilung an den Arzt über Verlaufsbeschreibungen zum Schmerz des Bewohners, nach Gruppen 168

Tabelle 48: Häufigkeit der Besprechung mit Therapeuten über die Schmerzeinschätzungen, nach Gruppen 169

Tabelle 49: Verbesserung der Schmerzeinschätzung nach Implementierung, nach Gruppen 170

Tabelle 50: Verbesserung des Fachwissens der Befragten zum Schmerz nach Implementierung des Expertenstandards zum Schmerzmanagement, nach Gruppen 171

Tabelle 51: Verbesserung des Fachwissens der Kollegen der Befragten zum Schmerz nach Implementierung des Expertenstandards zum Schmerzmanagement, nach Gruppen 171

Tabelle 52: Verkürzung des Zeitraums zwischen dem Erkennen und der Behandlung von Schmerzen nach Implementierung, nach Gruppen 172

Tabelle 53: Bewohner haben nach der Implementierung seltener Schmerzen, nach Gruppen 172

Anhang

Anhang 1: Informationsschreiben zum Forschungsprojekt
Anhang 2: Informationsschreiben für die Interviews
Anhang 3: Datenblatt und Leitfaden für die Datenerhebung
Anhang 4: Interviewleitfaden
Anhang 5: Fragebogen

Anhang 1

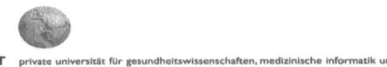

UMIT private universität für gesundheitswissenschaften, medizinische informatik und technik
university for health sciences, medical informatics and technology

Department für Pflegewissenschaft und Gerontologie der
Privaten Universität für Gesundheitswissenschaften
Medizinische Informatik und Technik, Hall in Tirol, Österreich

Informationsblatt zum Forschungsprojekt

Forschungsarbeit/Thema:
Die Implementierung nationaler Expertenstandards in der Pflege aus der Sicht examinierter Pflegefachkräfte am Beispiel des Schmerzmanagements.
Eine komparative Evaluationsstudie in Einrichtungen der stationären Altenpflege im Bundesland Baden-Württemberg

Liebe Interessentin, lieber Interessent,

ich habe Sie angefragt an der oben genannten Forschungsstudie mitzuwirken. Ich habe Ihnen nachfolgend die wichtigsten Daten und Fakten der Arbeit zusammengestellt, so dass Sie einen schnellen Überblick darüber erhalten. Ich hoffe, dass Sie mich bei der Forschungsstudie unterstützen. Sollten Sie weitere Fragen oder Anregungen haben, stehe ich Ihnen gerne zur Verfügung. Meine Kontaktdaten finden Sie am Ende dieses Schreibens. Ich werde mich in den kommenden Tagen wieder mit Ihnen in Verbindung setzen.

Was ist Ziel und Zweck des Forschungsprojektes?

Die Einführung der nationalen Expertenstandards in Deutschland hat sich in den letzten Jahren weit verbreitet. Viele Einrichtungen haben sich bereits intensiv mit der Einführung der Standards beschäftigt, andere haben dies noch vor sich. Die Expertenstandards wurden entwickelt, um die Qualität der Pflegepraxis nachhaltig zu verbessern. Die Sichtweisen der Pflegefachkräfte zu den Expertenstandards, also die, die den Expertenstandard vorrangig in der Praxis umsetzen müssen, sind hingegen noch unzureichend wissenschaftlich erfasst worden. Dieses Forschungsprojekt hat zum Ziel, diese Sichtweisen der Pflegefachkräfte exemplarisch anhand des Expertenstandards Schmerzmanagement zu untersuchen. Das Forschungsprojekt richtet sich ausschließlich an Pflegefachkräfte in Einrichtungen der stationären Altenhilfe. Für die Studie werden drei Gruppen von Pflegefachkräften befragt. Eine Gruppe bilden Pflegefachkräfte in Einrichtungen der stationären Altenhilfe, die den Expertenstandard Schmerzmanagement 2008 oder früher eingeführt haben. Die andere Gruppe bilden Pflegefachkräfte in Einrichtungen der stationären Altenhilfe, die den Expertenstandard Schmerzmanagement 2009 oder später eingeführt haben und eine dritte Gruppe, die den Standard noch nicht eingeführt haben. Aus diesen unterschiedlichen Perspektiven soll das Forschungsprojekt Zusammenhänge bzw. Nachhaltigkeiten zum Thema Schmerzmanagement aus Sicht der Pflegefachkräfte vor und nach Einführung des Expertenstandards aufzeigen und beschreiben. Darüber hinaus verfolgt das Projekt die Frage, wie Pflegefachkräfte insgesamt den praktischen Nutzen der nationalen Expertenstandards für ihre tägliche Arbeit einschätzen. Letztlich stellt sich das Forschungsprojekt die Aufgabe, mit den Ergebnissen Empfehlungen an die politischen und fachlichen Akteure abzugeben, die in der Zukunft weitere Expertenstandards für die Pflege planen und gestalten. Das Forschungsprojekt startete im Oktober 2009 und soll Anfang 2012 abgeschlossen sein.

Das Forschungsvorhaben verfolgt folgende Fragestellungen:

- Über welches Wissen verfügen Pflegefachkräfte in Bezug auf Schmerzen und Schmerzmanagement in stationären Altenpflegeeinrichtungen in Baden-Württemberg? Gibt es Unterschiede in den Gruppen A, B und C beim Wissen zu Schmerzen bzw. dem Schmerzmanagement bei den befragten Pflegefachkräften in stationären Altenpflegeeinrichtungen in Baden-Württemberg?

- Welche pflegerischen Maßnahmen des Schmerzmanagements werden in stationären Altenpflegeeinrichtungen in Baden-Württemberg durchgeführt? Gibt es Unterschiede in den Gruppen A, B und C bei der Häufigkeit der pflegerischen Interventionen zum Schmerzmanagement in stationären Altenpflegeeinrichtungen in Baden-Württemberg?

- Gibt es Unterschiede in den Gruppen A, B und C bei der interdisziplinären Zusammenarbeit mit Ärzten und Therapeuten zum pflegerischen Schmerzmanagement in stationären Altenpflegeeinrichtungen in Baden-Württemberg?

- Wie beurteilen Pflegefachkräfte den praktischen Nutzen des pflegerischen Schmerzmanagements nach der Implementierung des Expertenstandard zum Schmerzmanagement in stationären Altenpflegeeinrichtungen in Baden-Württemberg?

Wie ist die Datenerhebung geplant?

Die Pflegefachkräfte sollen mittels eines Fragebogens befragt werden. Leider besteht derzeit kein geeigneter Fragebogen, der für das Forschungsvorhaben verwendet werden könnte. Damit ein Fragebogen entwickelt werden kann, wird im Vorfeld mit vier leitenden Pflegefachkräften aus der Pflege ein qualitatives Interview geführt. Aus der Auswertung der Interviews sollen sich Fragen für den Fragebogen an die Pflegefachkräfte ergeben. Für die Untersuchung werden n = 50 Einrichtungen der Altenhilfe in Baden Württemberg angefragt um eine Gesamtanzahl von ca. n= 500 Pflegefachkräfte zu erreichen. Dabei handelt es sich einerseits um stationäre Altenpflegeeinrichtungen, in denen der Expertenstandard Schmerzmanagement 2008 oder früher, 2009 oder später oder zum Zeitpunkt der Studie noch nicht eingeführt ist. Die Auswahl der Einrichtungen erfolgt nach der Bereitschaft zur Teilnahme. Es werden keine weiteren Ein- und Ausschlusskriterien festgelegt.

Wann und wie ist die Datenerhebung konkret geplant?

Die Befragung der Pflegefachkräfte soll im Frühjahr 2011 beginnen und einen Zeitraum von vier Wochen nicht überschreiten. Anschließend werden die Daten ausgewertet. Leider ist es aufgrund der Vielzahl der Einrichtungen nicht möglich, jede Einrichtung in der Befragungszeit individuell und persönlich zu begleiten. Aus diesem Grund ist geplant, dass die Einrichtungs- oder Pflegedienstleitungen die Befragung innerhalb ihrer Einrichtung steuert. Ein genauer Befragungsleitfaden wird derzeit erstellt und den beteiligten Einrichtungen dann zur Verfügung gestellt.

Wie ist die Zeitplanung der Studie insgesamt?

Von Oktober 2009 bis Juli 2010 hat eine umfangreiche nationale und internationale Literaturrecherche stattgefunden. Im Herbst 2010 stehen die qualitativen Interviews sowie dessen Auswertungen an. Im Frühjahr 2011 soll die Befragung der Pflegefachkräfte starten. Anschließend erfolgen die Datenauswertung sowie das Schreiben der Dissertationsschrift. Der geplante Abschluss der Studie ist im Herbst 2012.

Und was ist mit den Ergebnissen?

Selbstverständlich werden in erster Linie die Ergebnisse der Studie allen zur Verfügung gestellt, die das Forschungsprojekt unterstützt haben. Darüber hinaus sind nach Abschluss der Studie entsprechende Publikationen geplant. Gerne stelle ich Ihnen auch Zwischenergebnisse der Studie vor.

Fragen?

Bei Fragen stehe ich Ihnen gerne zur Verfügung. Kontaktadressen und Angaben zu meiner Person finden Sie an Ende des Informationsblattes. Ich wäre Ihnen sehr dankbar, wenn Sie mich in diesem Forschungsprojekt unterstützen! Ich werde mich in den kommenden Tagen wieder mit Ihnen in Verbindung setzen.

Mein Dank im Voraus!

Meine Kontaktdaten:

Achim Hollenbach
Dipl.-Pflegewirt (FH)
Abteilungsleitung Qualitätsmanagement
Stiftung Liebenau – Altenhilfe Deutschland
Doktorand in der Pflegewissenschaft an der Universität UMIT, Hall in Tirol

Handy: 0172 – 184 29 20 Mail: achim.hollenbach@st.anna-hilfe.de

Anhang 2

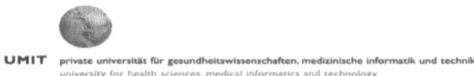

UMIT private universität für gesundheitswissenschaften, medizinische informatik und technik
university for health sciences, medical informatics and technology

Department für Pflegewissenschaft und Gerontologie der
Privaten Universität für Gesundheitswissenschaften
Medizinische Informatik und Technik, Hall in Tirol, Österreich

Informationsblatt zum Forschungsprojekt

Forschungsarbeit/Thema:
Die Implementierung nationaler Expertenstandards in der Pflege aus der Sicht examinierter Pflegefachkräfte am Beispiel des Schmerzmanagements.
Eine komparative Evaluationsstudie in Einrichtungen der stationären Altenpflege im Bundesland Baden-Württemberg

Liebe Pflegedienstleitung,

ich habe Sie gebeten als Interviewpartner an der oben genannten Forschungsstudie mitzuwirken. Ich habe Ihnen nachfolgend die wichtigsten Daten und Fakten der Arbeit zusammengestellt, so dass Sie einen schnellen Überblick darüber erhalten. Ich hoffe, dass Sie mich bei der Forschungsstudie mit Ihrer Teilnahme unterstützen. Sollten Sie weitere Fragen oder Anregungen haben, stehe ich Ihnen gerne zur Verfügung. Meine Kontaktdaten finden Sie am Ende dieses Schreibens. Ich werde mich in den kommenden Tagen wieder mit Ihnen in Verbindung setzen.

Was ist Ziel und Zweck des Forschungsprojektes?

Die Einführung der nationalen Expertenstandards in Deutschland hat sich in den letzten Jahren weit verbreitet. Viele Einrichtungen haben sich intensiv mit der Einführung der Standards beschäftigt, andere haben dies noch vor sich. Die Expertenstandards wurden entwickelt, um die Qualität der Pflegepraxis nachhaltig zu verbessern. Die Sichtweisen der Pflegefachkräfte zu den Expertenstandards, also die, die den Expertenstandard in der Praxis in erster Linie umsetzen müssen, sind hingegen noch unzureichend wissenschaftlich erfasst worden. Dieses Forschungsprojekt hat sich zum Ziel gesetzt, diese Sichtweisen der Pflegefachkräfte exemplarisch anhand des Expertenstandards Schmerzmanagement aufzunehmen. Das Forschungsprojekt richtet sich ausschließlich an Pflegefachkräfte in Einrichtungen der stationären Altenhilfe. Für die Studie werden drei Gruppen von Pflegefachkräften befragt. Eine Gruppe bilden Pflegefachkräfte in Einrichtungen der stationären Altenhilfe, die den Expertenstandard Schmerzmanagement 2008 oder früher eingeführt haben, die andere Gruppe bilden Pflegefachkräfte in Einrichtungen der stationären Altenhilfe, die den Expertenstandard Schmerzmanagement 2009 oder später eingeführt haben und eine dritte Gruppe, die den Standard noch nicht eingeführt haben. Aus diesen unterschiedlichen Perspektiven soll das Forschungsprojekt Zusammenhänge bzw. Nachhaltigkeiten zum Thema Schmerzmanagement aus Sicht der Pflegefachkräfte vor und nach Einführung des Expertenstandards aufzeigen und beschreiben. Darüber hinaus verfolgt das Projekt die Frage, wie Pflegefachkräfte insgesamt den praktischen Nutzen der nationalen Expertenstandards für ihre tägliche Arbeit einschätzen. Letztlich stellt sich das Forschungsprojekt die Aufgabe, mit den Ergebnissen Empfehlungen an die politischen und fachlichen Akteure abzugeben, die in der Zukunft weitere Expertenstandards für die Pflege planen und gestalten. Das Forschungsprojekt startete im Oktober 2009 und soll Anfang 2012 abgeschlossen sein.

Warum werden Sie um eine Teilnahme an dieser Forschung gebeten?

Die Pflegefachkräfte sollen mittels eines Fragebogens befragt werden. Leider besteht derzeit kein geeigneter Fragebogen, der für dieses Forschungsvorhaben verwendet werden könnte. Damit ein Fragebogen entwickelt werden kann, möchte ich im Vorfeld mit leitenden Pflegefachkräften aus der Pflege sprechen. Aus der Auswertung der Interviews sollen sich Fragen für den Fragebogen an die Pflegefachkräfte ergeben.

Wie sieht eine Teilnahme an der Studie/dem Projekt aus?

Sollten Sie sich entscheiden an diesem Forschungsprojekt teilzunehmen, würde ich mit Ihnen gerne ein Interview führen. Dazu habe ich einen Interviewleitfaden entwickelt. Dieser Leitfaden beinhaltet einige Fragen rund um das Thema Schmerz und Schmerzmanagement die ich Ihnen gerne stellen möchte. Hierbei handelt es sich aber nicht um Ja oder Nein Fragen, sondern mit den Fragen möchte ich gerne Ihre fachliche Einschätzung zum Thema Schmerzmanagement in Ihrer Einrichtung erfragen. Unser Gespräch ist also wie eine Unterhaltung aufgebaut und wird auf Tonband aufgezeichnet und anschließend in eine schriftliche Form übertragen. Das Gespräch dauert ca. 15 bis 20 Minuten. Für das Gespräch wäre es schön und hilfreich, wenn sie einen Raum bereitstellen könnten, in dem wir für die Zeit des Interviews ungestört sind.

Welche Rechte haben Sie?

Die Teilnahme an diesem Forschungsprojekt ist freiwillig. Sie können jederzeit, auch nach Beginn des Interviews abbrechen und müssen dafür keine Gründe nennen. Vor Beginn unseres Gespräches erhalten Sie weitere ausführliche schriftliche Hinweise.

Was geschieht mit Ihren Informationen?

Ich versichere Ihnen, dass Ihre Daten vertraulich und anonym behandelt werden. Der Zugang zu Ihren Daten, die nur zu wissenschaftlichen Zwecken verwendet werden, obliegt ausschließlich meiner Person in der Funktion des Projektverantwortlichen. Ihr Name wird an keiner Stelle im Forschungsmaterial erscheinen. Das gilt auch für eine etwaige Veröffentlichung der Forschungsergebnisse.

Weitere Fragen?

Bei Fragen stehe ich Ihnen gerne zur Verfügung. Kontaktadressen und Angaben zu meiner Person finden Sie an Ende des Informationsblattes. Ich wäre Ihnen sehr dankbar, wenn Sie an diesem Forschungsprojekt teilhaben! Ich werde mich in den kommenden Tagen wieder mit Ihnen in Verbindung setzen.

Mein Dank im Voraus

Meine Kontaktdaten:
Achim Hollenbach
Dipl.-Pflegewirt (FH)
Abteilungsleitung Qualitätsmanagement
Stiftung Liebenau – Altenhilfe Deutschland
Doktorand in der Pflegewissenschaft an der Universität UMIT, Hall in Tirol
Handy: 0172 – 184 29 20
Mail: achim.hollenbach@st.anna-hilfe.de
oder
Mail: achim.hollenbach@web.de

Es grüßt Sie
Achim Hollenbach

Anhang 3

Achim Hollenbach
Dipl.-Pflegewirt (FH)
Josefine-Scheuerle-Weg 4
88213 Ravensburg

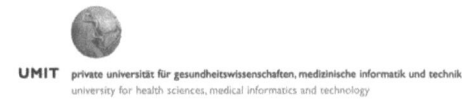

Datum

**Die Implementierung nationaler Expertenstandards in der Pflege aus der Sicht examinierter Pflegefachkräfte am Beispiel des Schmerzmanagements.
Eine komparative Evaluationsstudie in Einrichtungen der stationären Altenhilfe in Baden-Württemberg**

Liebe Einrichtungsleitung/liebe Pflegedienstleitung,

wie vor kurzem besprochen, erhalten Sie heute die Fragebögen für Ihre Pflegefachkräfte für die nun anstehende Datenerhebung der oben genannten Studie in Baden-Württemberg. Über 50 stationäre Altenpflegeeinrichtungen beteiligen sich.

Mit dieser Sendung erhalten Sie:

- Die Fragebögen für Ihre Pflegefachkräfte in der von Ihnen benötigten Anzahl.

- Einen (oder mehrere) adressierten und frankierten Rückumschlag.
- Ein Datenblatt Ihrer Einrichtung, welches ausgefüllt mit den Fragebögen wieder zurückgesendet wird.
- Ein kurzer Leitfaden mit den wichtigsten Fragen zur Datenerhebung.

Der Befragungszeitraum beginnt mit dem Zusenden der Unterlagen und endet am 17.06.2011. Bis zu diesem Zeitpunkt sollten alle ausgefüllten Fragebögen wieder an mich zurück gesendet werden.

Auf den nachfolgenden Seiten finden Sie nun einige Hinweise für die Datenerhebung. Ich bitte Sie, diese aufmerksam zu lesen. Wenn Sie Fragen haben, stehe ich Ihnen gerne zur Verfügung.

Tel.: 07542 / 10-4025 oder unter 0172-184 29 20 oder unter

achim.hollenbach@st.anna-hilfe.de

Mit freundlichem Gruß
Achim Hollenbach

Leitfaden mit Hinweise zur Durchführung der Datenerhebung
(Bitte lesen)

Wer erhält den Fragebogen?

Bitte händigen Sie den Fragebogen allen Pflegefachkräften in Ihrer Einrichtung aus. Befragt werden examinierte Pflegefachkräfte mit einer dreijährigen Grundausbildung in der Altenpflege, Krankenpflege oder Kinderkrankenpflege, die zum Zeitpunkt der Befragung in der Pflege tätig sind, unabhängig davon ob die Pflegefachkraft eine Weiterbildung hat oder nicht. Pflegekräfte mit einer einjährigen Grundausbildung und Pflegekräfte ohne Grundausbildung können leider nicht an der Befragung teilnehmen. Ich bitte um Verständnis.

Freiwillige Teilnahme!

Um die Ziele der Studie erreichen zu können, ist eine rege Beteiligung der Pflegefachkräfte notwendig. Die Teilnahme an der schriftlichen Befragung ist selbstverständlich freiwillig. Es ist mir ein großes Anliegen im Rahmen der Studie die Sichtweisen und die Meinungen der Pflegefachkräfte umfassend zu erfassen. Umso mehr Pflegefachkräfte sich also an der Studie beteiligen, umso aussagekräftiger werden die Ergebnisse. Ich bitte Sie hier um Ihre Unterstützung. Vielen Dank.

Ist der Stellenanteil der Pflegefachkraft wichtig?

Nein! Alle Pflegefachkräfte die in Ihrer Einrichtung tätig sind, unabhängig vom aktuellen Stellenumfang (VK-Anteil) sollen an der Befragung teilnehmen.

Werden auch leitende Mitarbeiter/innen befragt?

Teilweise ja. Die in Ihrer Einrichtung tätigen Wohnbereichsleitungen (WBL) sollen ebenfalls einen Fragebogen erhalten, da ich davon ausgehe, dass die WBLs ebenfalls in der Pflege tätig sind. Pflegedienstleitungen sowie Einrichtungsleitungen können leider nicht an der Befragung teilnehmen. Wenn Sie in Ihrer Einrichtung einen Qualitätsbeauftragten beschäftigen, so ist eine Teilnahme dann möglich, wenn diese Person ebenfalls noch in der direkten Pflege tätig ist.

Wie ist die Befragung am besten durchzuführen?

Natürlich gibt es hier kein Patentrezept. Die jeweiligen Begebenheiten vor Ort müssen berücksichtigt werden. Den besten Rücklauf von Fragebögen erreicht man, wenn für die Durchführung der Befragung ein fester Zeitraum oder ein fester Zeitpunkt von der Einrichtung geplant ist. Bewährt hat sich auch ein zentraler Ort, an dem die ausgefüllten Fragebögen der Pflegefachkräfte wieder zurückgegeben werden können (z. B. Sammelbox im Mitarbeiterraum oder in der Verwaltung).

Kann die Befragung auch in einer Teambesprechung durchgeführt werden?

Grundsätzlich ist das natürlich möglich. Diese Studie hat zum Ziel, die Einstellungen und Sichtweisen der Pflegefachkräfte zu erfassen. Dabei ist uns jede einzelne Meinung wichtig. Wenn Sie die Befragung im Rahmen einer Teambesprechung durchführen, weisen Sie Ihre Pflegefachkräfte bitte darauf hin, dass jede und jeder die Fragen alleine beantworten soll. Die Befragung im Rahmen der Teambesprechung hat den Vorteil, dass kein weiterer Zeitraum oder Zeitpunkt gefunden werden muss und in den meisten Fällen alle anwesend sind. Zudem können die Pflegefachkräfte über die Leitungen zur Studie informiert werden und können Rückfragen stellen.

Wie lange ist der Zeitaufwand für die Beantwortung der Fragen im Fragebogen?

Der Fragebogen wurde in den vergangenen Tagen von einigen Pflegefachkräften getestet. Die Fachkräfte benötigten dafür max. zehn Minuten Zeit. Die Fragen wurden als gut und verständlich bezeichnet.

Wann sind die ausgefüllten Fragebögen wieder zurück zu senden?

Mit dieser Sendung erhalten Sie einen frankierten und adressierten Rückumschlag in dem Sie nach Abschluss der Befragung in Ihrer Einrichtung alle ausgefüllten Fragebögen gesammelt wieder zurücksenden. Wichtig ist, dass Sie das nachfolgende Datenblatt ausgefüllt mitschicken. Bitte senden Sie alle ausgefüllten Fragebögen sowie das Datenblatt bis spätestens 17.06.2011 an mich zurück. Ich danke Ihnen für Ihre Bereitschaft und für Ihre Teilnahme an der Forschungsstudie.

Und was ist mit den Ergebnissen der Studie?

Alle Einrichtungen, die sich an der Studie beteiligen, erhalten die Ergebnisse nach Beendigung automatisch zugesandt. Zudem werden die Ergebnisse im Rahmen eines Fachtages der Baden-Württembergischen Krankenhausgesellschaft (BWKG) 2012 vorgestellt.

Wenn Fragen sind?

Dann stehe ich Ihnen jederzeit gerne zur Verfügung. Meine Kontaktdaten finden Sie im obigen Anschreiben.

Datenblatt der Einrichtungen
Bitte ausgefüllt mit den Fragebögen zurücksenden!

Die Implementierung nationaler Expertenstandards in der Pflege aus der Sicht examinierter Pflegefachkräfte am Beispiel des Schmerzmanagements.
Eine komparative Evaluationsstudie in Einrichtungen der stationären Altenhilfe in Baden-Württemberg

---

Name der Einrichtung

Straße und Hausnummer   PLZ   Ort

Bitte ankreuzen

☐ Die Einführung des nationalen Expertenstandards Schmerzmanagement hat in unserer Einrichtung noch nicht begonnen.

☐ Die Einführung des nationalen Expertenstandards Schmerzmanagement hat in unserer Einrichtung im Verlauf des Jahres 2008 oder früher stattgefunden.

☐ Die Einführung des nationalen Expertenstandards Schmerzmanagement hat in unserer Einrichtung im Verlaufe des Jahres 2009 oder später stattgefunden.

Bitte ausfüllen und mit den Fragebögen im frankierten und adressierten Rückumschlag bis zum 17.06.2011 zurück senden. Vielen Dank!

Anhang 4

Department für Pflegewissenschaft und Gerontologie der
Privaten Universität für Gesundheitswissenschaften
Medizinische Informatik und Technik, UMIT, Hall in Tirol

Interviewleitfaden

Die Implementierung nationaler Expertenstandards in der Pflege aus der Sicht examinierter Pflegefachkräfte am Beispiel des Schmerzmanagements

Name Interviewpartner/in:	Datum:
Institution/Ort:	Funktion:

Expertenstandard Schmerzmanagement eingeführt
O

Expertenstandard Schmerzmanagement noch nicht eingeführt
O

Informierte Zustimmung

Ich wurde von der verantwortlichen Person dieses Forschungsprojektes, Herrn Achim Hollenbach, vollständig über das Forschungsprojekt aufgeklärt. Ich habe das Informationsmaterial, welches ich im Vorfeld erhalten habe, gelesen und verstanden. Ich hatte die Möglichkeit Fragen zu stellen und habe die Antworten verstanden. Ich bin über den angestrebten Nutzen dieses Forschungsprojektes informiert.

Ich hatte ausreichend Zeit, mich zur Teilnahme an diesem Forschungsprojekt zu entscheiden und weiß, dass die Teilnahme daran freiwillig ist. Ich weiß, dass ich jederzeit und ohne Angabe von Gründen diese Zustimmung widerrufen kann, ohne dass sich dieser Entschluss nachteilig auf mich auswirken wird.

Mir ist bekannt, dass meine Daten anonym gespeichert und ausschließlich für dieses Forschungsvorhaben verwendet werden. Aus meiner Beteiligung an der Untersuchung entstehen mir weder Kosten noch werde ich dafür finanziell entschädigt.

Ich erkläre hiermit meine freiwillige Teilnahme an diesem Forschungsprojekt.

_____ _____
Datum   Unterschrift der Teilnehmerin/des Teilnehmers

_____ _____
Datum   Unterschrift des Untersuchers

Wissen der Pflegefachkräfte zum pflegerischen Schmerzmanagement

Wie schätzen Sie das aktuelle Wissen der Pflegefachkräfte zum Thema Schmerzmanagement in Ihrer Einrichtung ein?

Beschreiben Sie bitte, welche Möglichkeiten derzeit in Ihrer Einrichtung bestehen, dass sich Pflegefachkräfte auf dem aktuellen Stand des Wissens zum pflegerischen Schmerzmanagement halten können.

Beschreiben Sie bitte, in welchem der folgenden Bereiche des pflegerischen Schmerzmanagements Ihrer Meinung nach die Pflegefachkräfte in Ihrer Einrichtung über weiteres Wissen verfügen müssten:

- Systematische Schmerzeinschätzung
- Medikamentöse Schmerzbehandlung
- Schmerzmittelbedingte Nebenwirkungen
- Nichtmedikamentöse Maßnahmen zur Schmerzlinderung
- Beratungs- und Schulungskompetenz in Bezug auf Schmerz

Raum für Notizen:

Pflegerische Interventionen der Pflegefachkräfte und Kooperation mit Ärzten und weiteren Berufsgruppen zum pflegerischen Schmerzmanagement

Bitte beschreiben Sie die pflegerischen Maßnahmen im Rahmen des Schmerzmanagements, die Pflegefachkräfte derzeit in Ihrer Einrichtung durchführen.

Bitte beschreiben Sie, wie Schmerzen bei Bewohnern (die Schmerzen selbst einschätzen können und bei denen eine Fremdeinschätzung notwendig ist) in Ihrer Einrichtung derzeit eingeschätzt werden.

Bitte beschreiben Sie, wie derzeit die Schmerzintensität bei Bewohnern (die Schmerzintensität selbst einschätzen können und bei denen eine Fremdeinschätzung notwendig ist) in Ihrer Einrichtung eingeschätzt werden.

Bitte beschreiben Sie, wie in Ihrer Einrichtung derzeit die Schmerzverläufe bei Bewohnern erfasst werden.

Bitte beschreiben Sie die Zusammenarbeit zwischen den Pflegefachkräften und den beteiligten Ärzten und weiteren Berufsgruppen in Ihrer Einrichtung in Bezug auf das pflegerische Schmerzmanagement.

Raum für Notizen:

Nutzen des pflegerischen Schmerzmanagements

Wie beurteilen Sie derzeit insgesamt das durchgeführte pflegerische Schmerzmanagement in Ihrer Einrichtung?

Bitte beschreiben Sie, welchen Nutzen Ihrer Meinung nach die Bewohner in Ihrer Einrichtung von dem derzeitig durchgeführten pflegerischen Schmerzmanagement haben.

Bitte beschreiben Sie, welchen Nutzen Ihrer Meinung nach die Pflegefachkräfte in Ihrer Einrichtung von dem derzeitig durchgeführten pflegerischen Schmerzmanagement haben.

Nutzen nationaler Expertenstandards für die Pflegepraxis

Welche Veränderungen haben Sie nach der Einführung des nationalen Expertenstandards Schmerzmanagement in Ihrer Einrichtung beobachtet? (Frage nur für Einrichtungen, die den Expertenstandard Schmerzmanagement eingeführt haben).

Welchen Nutzen hätte Ihrer Meinung nach die Einführung des nationalen Expertenstandards Schmerzmanagement in Ihrer Einrichtung? (Frage nur für Einrichtungen, die den Expertenstandard Schmerzmanagement noch nicht eingeführt haben).

Welche weiteren Hinweise haben Sie zur Einführung des nationalen Expertenstandards Schmerzmanagement in einer stationären Altenpflegeeinrichtung?

- Gesprächsabschluss
- Dank
- Adresse für Nachfragen zum Interview
- Verabschiedung

Anhang 5

Achim Hollenbach

Dipl. – Pflegewirt (FH)

Josefine Scheuerle Weg 4

88213 Ravensburg

 UMIT private universität für gesundheitswissenschaften, medizinische informatik und technik
university for health sciences, medical informatics and technology

Datum

Befragung zum pflegerischen Schmerzmanagement in stationären Altenpflegeeinrichtungen in Baden-Württemberg

Liebe Kolleginnen und Kollegen,

bisher wurde die Einführung von Expertenstandards nur unzureichend wissenschaftlich untersucht. Mit diesem Forschungsprojekt sollen die Sichtweisen der Pflegefachkräfte zur Einführung des Expertenstandards zum Schmerzmanagement erfasst werden. In die Befragung eingeschlossen sind **nur Pflegefachkräfte mit einer dreijährigen Grundausbildung in der Altenpflege, Krankenpflege oder Kinderkrankenpflege.** Die Befragung findet bei Pflegefachkräften in über 50 stationären Einrichtungen in Baden-Württemberg statt. Für die erhobenen Daten sichere ich Ihnen Anonymität zu. Die Beantwortung der nachfolgenden Fragen wird ca. 10 Minuten dauern. Die Teilnahme an der Befragung ist freiwillig. Ich danke Ihnen für Ihre Mithilfe. Bitte geben Sie den ausgefüllten Fragebogen **in dem vorbereiteten Kuvert** bei Ihrer Einrichtungs- oder Pflegedienstleitung ab.

Vielen Dank im Voraus!

Mit freundlichem Gruß

Achim Hollenbach

Sollten Sie noch weitere Fragen haben, stehe ich Ihnen gerne zur Verfügung. Sie erreichen mich:

Tel.: 07542-10-4025 oder unter 0172-184 29 20 oder unter
achim.hollenbach@st.anna-hilfe.de

Weitere Informationen zur Forschungsstudie unter: www.achimhollenbach.de

Bitte die nachfolgenden Fragen ankreuzen oder ausfüllen!

Ist in Ihrer Einrichtung der „Expertenstandard zum Schmerzmanagement in der Pflege" eingeführt?

☐ ja ☐ nein ☐ weiß nicht

Wenn ja, wann ist dieser eingeführt worden?   Jahr und Monat

_____

Gibt es in Ihrer Einrichtung eine Verfahrensregelung für Bewohner mit Schmerzen?

☐ ja ☐ nein ☐ weiß nicht

An wie viel Fortbildungen zum Schmerzmanagement haben Sie in den vergangenen 3 Jahren teilgenommen? _____

Wie viele Stunden haben diese Fortbildungen insgesamt gedauert?

_____

Ich halte mich auf dem aktuellen Stand des Wissens zum pflegerischen Schmerzmanagement durch:

	ja	nein
Fachbücher	☐	☐
Fachzeitschriften	☐	☐
Internet	☐	☐
Ein internes Qualitätshandbuch	☐	☐
Interne Fortbildungen	☐	☐
Externe Fortbildungen	☐	☐

Welche nichtmedikamentösen Maßnahmen zur Schmerztherapie sind Ihnen bekannt?
-
-
-
-
-
-
-

-

Welche der angegebenen Maßnahmen sind Ihnen bekannt?

	bekannt	nicht bekannt
Stufenschema der Weltgesundheitsorganisation (WHO) zur Schmerztherapie	☐	☐
Algorithmus zum pflegerischen Schmerzmanagement von Strohbrücker und Osterbrink	☐	☐
Dass nach Schmerzmittelverabreichung eine Verlaufskontrolle (30 Minuten nach intravenöser und 60 Minuten nach oraler Gabe) notwendig ist	☐	☐
Dass zur Vermeidung von Schmerzspitzen eine zusätzliche Bedarfsmedikation notwendig ist	☐	☐

Welche Schmerzeinschätzungsinstrumente stehen für Bewohner ohne kognitive Einschränkungen in Ihrer Einrichtung zur Verfügung?

-
-
-
-
-

Welche Schmerzeinschätzunginstrumente stehen für Bewohner mit kognitiven Einschränkungen (z. B. Demenzkranke) in Ihrer Einrichtung zur Verfügung?

-
-
-
-
-

Welche Medikamente werden bei den Bewohnern in Ihrer Einrichtung am häufigsten zur Schmerztherapie eingesetzt?

-
-
-

Wie häufig führen Sie folgende pflegerischen Maßnahmen im Rahmen des Schmerzmanagements bei Bewohnern ohne kognitive Einschränkungen durch?

	nie	selten	häufig	immer
Ich frage den Bewohner sofort nach der Heimaufnahme, ob er Schmerzen hat	☐	☐	☐	☐
Ich führe bei Bewohnern, die Schmerzen angeben, eine systematische Schmerz-einschätzung mit einem Instrument durch	☐	☐	☐	☐
Ich befrage den Bewohner in festgelegten Zeitabständen zur Schmerzintensität	☐	☐	☐	☐
Ich bespreche meine Schmerzeinschätzungen mit dem Pflegeteam	☐	☐	☐	☐
Ich befrage den Bewohner in festgelegten Zeiten zu schmerzbedingten Problemen (z. B. Angst vor Schmerzen, Umgang mit Schmerzmitteln)	☐	☐	☐	☐

Wie häufig führen Sie folgende pflegerischen Maßnahmen im Rahmen des Schmerzmanagements bei Bewohnern mit kognitiven Einschränkungen durch?

	nie	selten	häufig	immer
Ich frage/beobachte den Bewohner sofort nach der Heimaufnahme, ob er Schmerzen hat	☐	☐	☐	☐
Ich führe bei Bewohnern mit Schmerzen eine systematische Schmerzeinschätzung mit einem Instrument durch	☐	☐	☐	☐
Ich beobachte den Bewohner in festgelegten Zeitabständen auf Hinweise für Schmerzen	☐	☐	☐	☐
Ich führe eine Schmerzeinschätzung durch, wenn das Verhalten des Bewohners auf Schmerzen hinweist	☐	☐	☐	☐
Ich bespreche meine Schmerzeinschätzungen mit dem Pflegeteam	☐	☐	☐	☐
Ich befrage Angehörige / Betreuer zu schmerzbedingten Problemen des Bewohners (z. B. Angst vor Schmerzen, Umgang mit Schmerzmitteln)	☐	☐	☐	☐

Welche nichtmedikamentösen Maßnahmen zur Schmerzlinderung werden in Ihrer Einrichtung am häufigsten eingesetzt?
-
-
-
-
-

Wie häufig führen Sie folgende pflegerischen Maßnahmen im Rahmen der Schmerztherapie durch?

	nie	selten	häufig	immer
Ich verabreiche die Schmerzmedikamente zu festgelegten Zeitpunkten	☐	☐	☐	☐
Ich kontrolliere die Wirkung der verabreichten Schmerzmedikamente	☐	☐	☐	☐
Ich verabreiche Schmerzmedikamente bei Bedarf, wenn Bewohner über Schmerzen klagen	☐	☐	☐	☐
Ich beobachte den Bewohner auf Nebenwirkungen nach Verabreichung von Schmerzmedikamenten	☐	☐	☐	☐
Ich berate den Bewohner in festgelegten Zeitabständen zu Schmerzen	☐	☐	☐	☐
Ich dokumentiere die vom Bewohner angegebenen Schmerzen	☐	☐	☐	☐
Ich berücksichtige die Biografie des Bewohners im Umgang mit Schmerzen	☐	☐	☐	☐

Wie häufig trifft eine der folgenden Aussagen bezüglich der Zusammenarbeit mit anderen Berufsgruppen beim Schmerzmanagement zu?

	nie	selten	häufig	immer
Ich bespreche mit dem behandelnden Arzt die durchgeführten Schmerzeinschätzungen	☐	☐	☐	☐
Ich teile dem behandelnden Arzt Beobachtungen der schmerzmittelbedingten Nebenwirkungen mit	☐	☐	☐	☐
Ich bespreche mit dem behandelnden Arzt, wenn beim Bewohner Schmerzzustände zu erwarten sind (z.B. vor einer OP)	☐	☐	☐	☐
Ich teile dem behandelnden Arzt meine Verlaufsbeschreibungen zum Schmerz mit	☐	☐	☐	☐
Ich bespreche mit Therapeuten (Physiotherapie, Ergotherapie) die durchgeführten Schmerzeinschätzungen des Bewohners	☐	☐	☐	☐

Diese Frage ist nur dann zu beantworten, wenn in Ihrer Einrichtung der Expertenstandard eingeführt ist!

Welche der folgenden Aussagen in Bezug auf den Nutzen des Expertenstandards zum Schmerzmanagement haben Sie seit der Einführung in Ihrer Einrichtung beobachtet?

	ja	nein
Die Schmerzeinschätzungen bei den Bewohnern haben sich verbessert	☐	☐
Mein Fachwissen zum pflegerischen Schmerzmanagement ist besser geworden	☐	☐
Das Fachwissen meiner Kollegen zum pflegerischen Schmerzmanagement ist besser geworden	☐	☐
Der Zeitraum zwischen dem Erkennen der Schmerzen und der Schmerzbehandlung hat sich verkürzt	☐	☐
Bewohner haben seit der Einführung des Expertenstandards zum Schmerzmanagement seltener Schmerzen	☐	☐

Fragen zu Ihrer Person

Geschlecht: O männlich   O weiblich

Alter in Jahren: _____

In welchem Jahr haben Sie Ihre Pflegeausbildung abgeschlossen?
_____

Ausbildung:

O Altenpfleger/in
O Krankenschwester/pfleger
O Kinderkrankenschwester/pfleger
O Sonstige Ausbildung:_____

Abgeschlossene Weiterbildung

O Keine Weiterbildung
O Palliativ Care
O Wohnbereichsleitung
O Praxisanleitung
O Sonstige Weiterbildung_____

Seit wie vielen Jahren sind Sie in der Einrichtung tätig?
_____Jahre

Vielen Dank für Ihre Mitarbeit

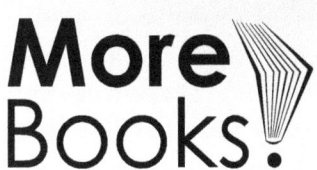
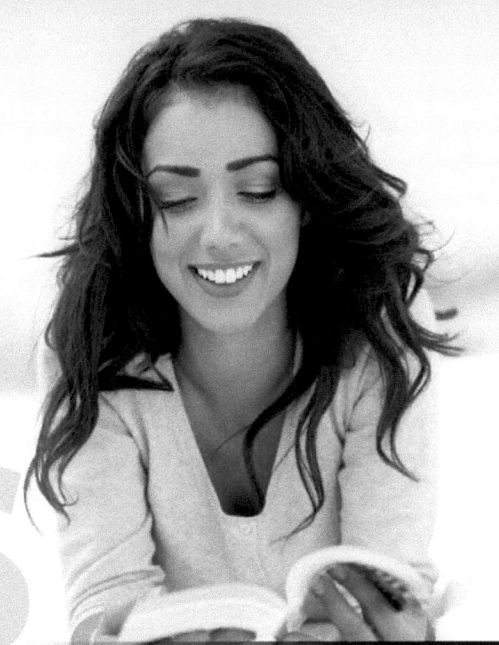

i want morebooks!

Buy your books fast and straightforward online - at one of world's fastest growing online book stores! Environmentally sound due to Print-on-Demand technologies.

Buy your books online at

www.get-morebooks.com

Kaufen Sie Ihre Bücher schnell und unkompliziert online – auf einer der am schnellsten wachsenden Buchhandelsplattformen weltweit! Dank Print-On-Demand umwelt- und ressourcenschonend produziert.

Bücher schneller online kaufen

www.morebooks.de

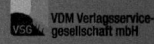 VDM Verlagsservicegesellschaft mbH
Heinrich-Böcking-Str. 6-8   Telefon: +49 681 3720 174   info@vdm-vsg.de
D - 66121 Saarbrücken   Telefax: +49 681 3720 1749   www.vdm-vsg.de

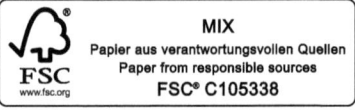

Printed by Books on Demand GmbH, Norderstedt / Germany